DR. MED. HEIKE BUESS-KOVACS

Gicht natürlich behandeln

Heilmittel, die für Linderung sorgen

Das können Sie selbst tun

Sanfte Selbsthilfe mit Homöopathie

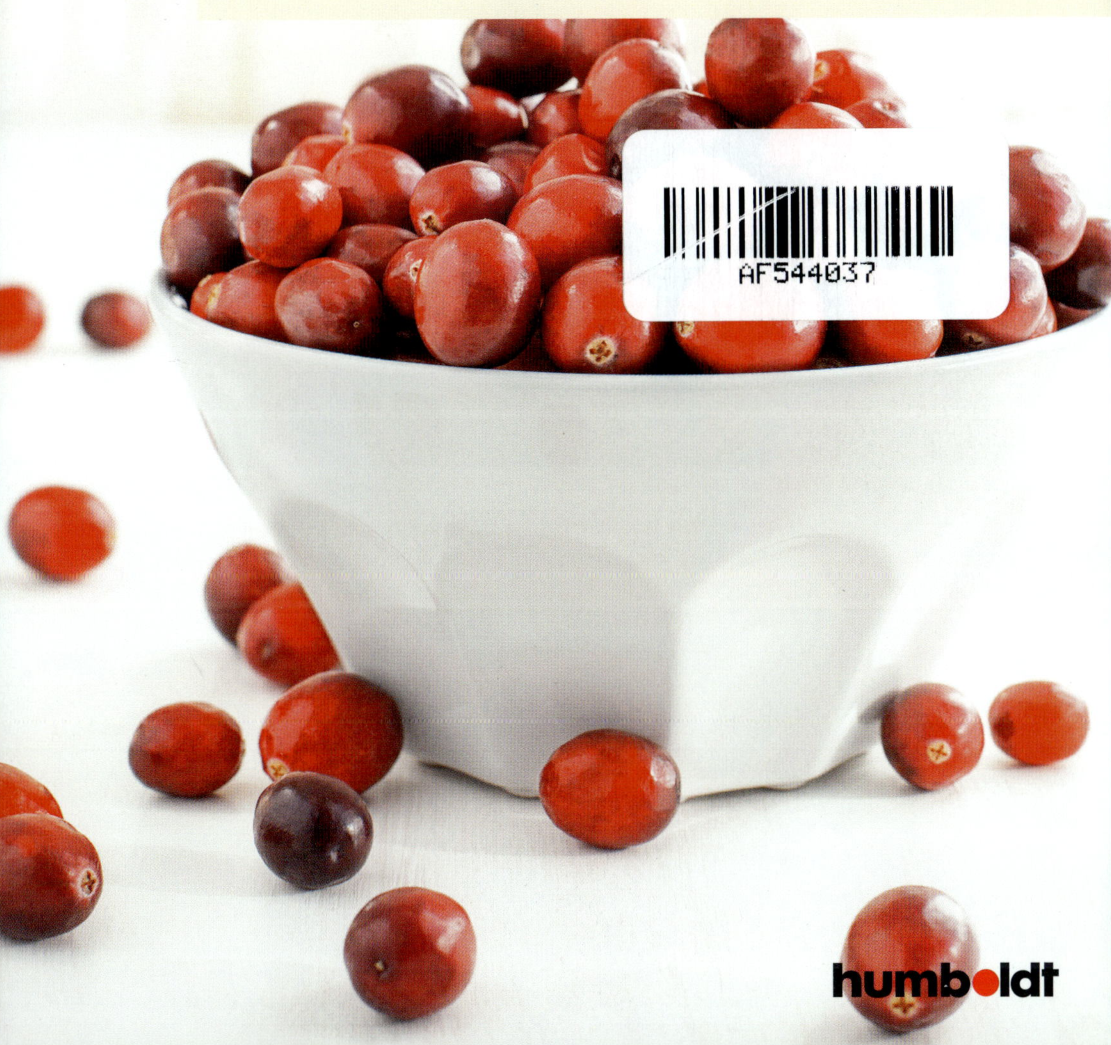

humboldt

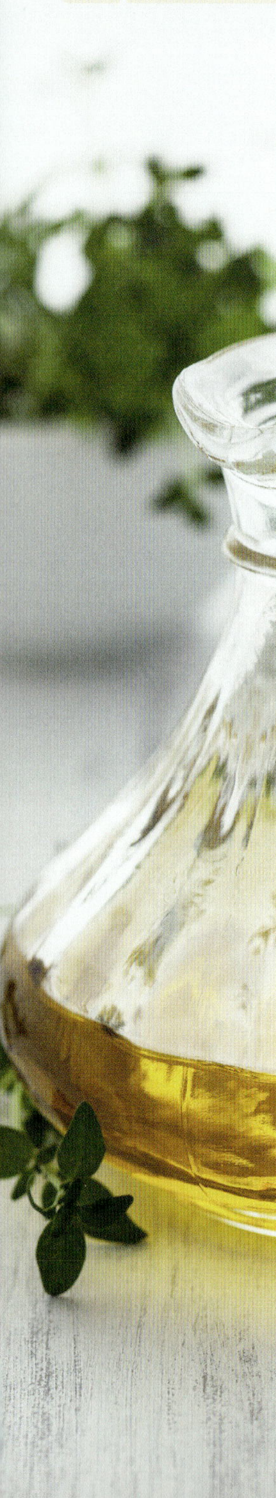

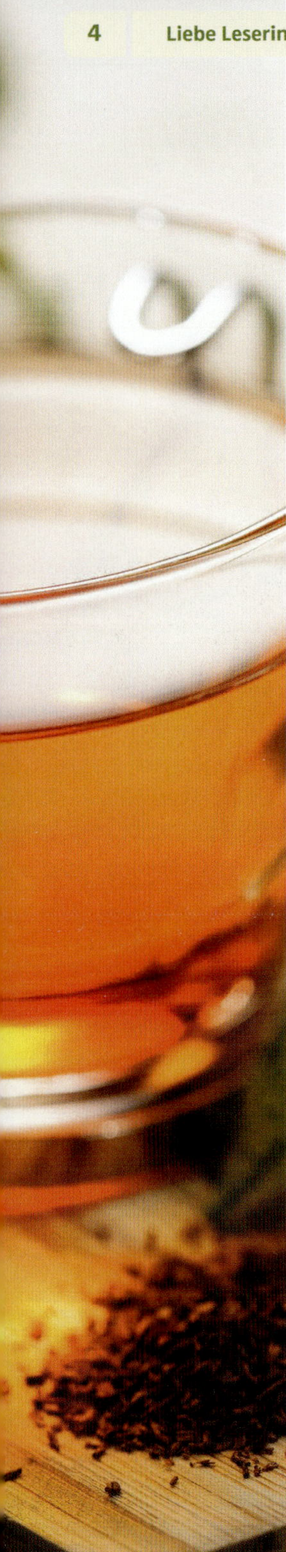

Liebe Leserin, lieber Leser,

Sie halten einen Gesundheitsratgeber von humboldt in Händen, ein Buch, das Ihnen zeigen wird, dass es viele Möglichkeiten gibt, Gicht selbst und nebenwirkungsfrei zu reduzieren.

Mehr als hundert verschiedene Naturheilverfahren werden heute im deutschen Sprachraum angewendet. Immer häufiger wird dabei die Behandlung beim Arzt mit den positiven Eigenschaften der Naturheilkunde kombiniert. Hier setzt die Reihe „Natürlich behandeln" von humboldt an, deren Autoren es sich zur Aufgabe gemacht haben, alle aktuellen und bewährten Maßnahmen fachkundig zu recherchieren, kritisch zu prüfen und dann leicht verständlich zusammenzustellen. Dabei verzichten wir auf eindrucksvolle oder exotische Verfahren und bevorzugen dafür nachgewiesenen Methoden wie Pflanzentherapie, adäquate körperliche Bewegung, Ernährungsänderungen oder Entspannungsübungen. Mit diesem vernunftbetonten Ansatz heben sich unsere Ratgeber von vielen Titeln ab und unterstützen Sie dabei, den Krankheitsverlauf positiv zu beeinflussen.

Falls Sie Anmerkungen zu diesem Buch haben, sei es, dass Sie Lob oder konstruktive Kritik loswerden möchten, oder wenn Sie eine Unstimmigkeit entdeckt haben sollten, so freue ich mich, wenn Sie mir schreiben.

Ihre
Katja-Maria Koschate

Lektorin
koschate@schluetersche.de

VORWORT

Liebe Leserin, lieber Leser,

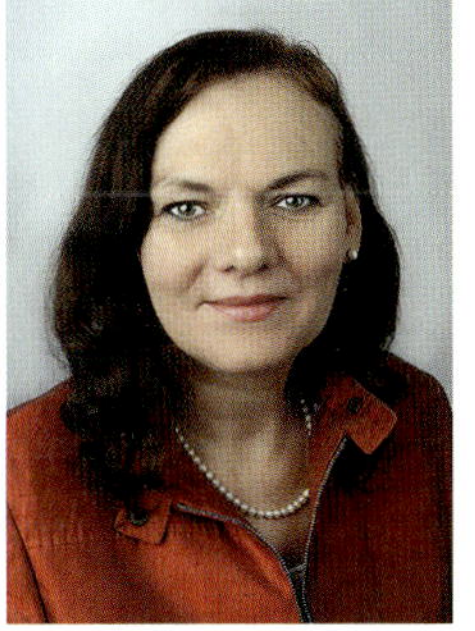

die Krankheit Gicht zählt ebenso wie Fettstoffwechselprobleme oder Diabetes zu den typischen Stoffwechselerkrankungen. Etwa zwei Prozent der Bevölkerung sind betroffen, Männer deutlich häufiger als Frauen. Gicht ist ein Leiden, das sich mit Fug und Recht in den meisten Fällen als „hausgemacht“ bezeichnen lässt. Denn nur selten spielen unglückliche Umstände wie eine genetische Disposition eine Rolle, in der Regel sind falsche Ernährung oder eine ungesunde Lebensführung Auslöser der Krankheit. Dazu zählen zu hoher Fleisch- und Fettkonsum, zu viel Alkohol, zu wenig frische, naturbelassene Kost und zu wenig Bewegung.

Das ist die schlechte Seite der Medaille, aber es gibt auch eine gute: Man kann viel gegen die Erkrankung tun oder sogar dafür sorgen, dass sie gar nicht erst auftritt – mit einer gezielten Ernährungsumstellung, einer Änderung der Lebensgewohnheiten sowie natürlichen Hausmitteln und altbewährten Maßnahmen.

Dieser Ratgeber richtet sich an Menschen, die eine Veranlagung beziehungsweise ein erhöhtes Risiko für Gicht haben oder bereits an Gicht erkrankt sind. Aber auch für Patienten, die von anderen Stoffwechselkrankheiten betroffen sind, kann dieses Buch von Nutzen sein. Hier finden Sie zahlreiche Mittel und Möglichkeiten, eine Gichterkrankung auf natürliche Weise zu behandeln und ihr wirkungsvoll vorzubeugen.

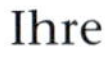
Ihre
Dr. med. Heike Bueß-Kovàcs

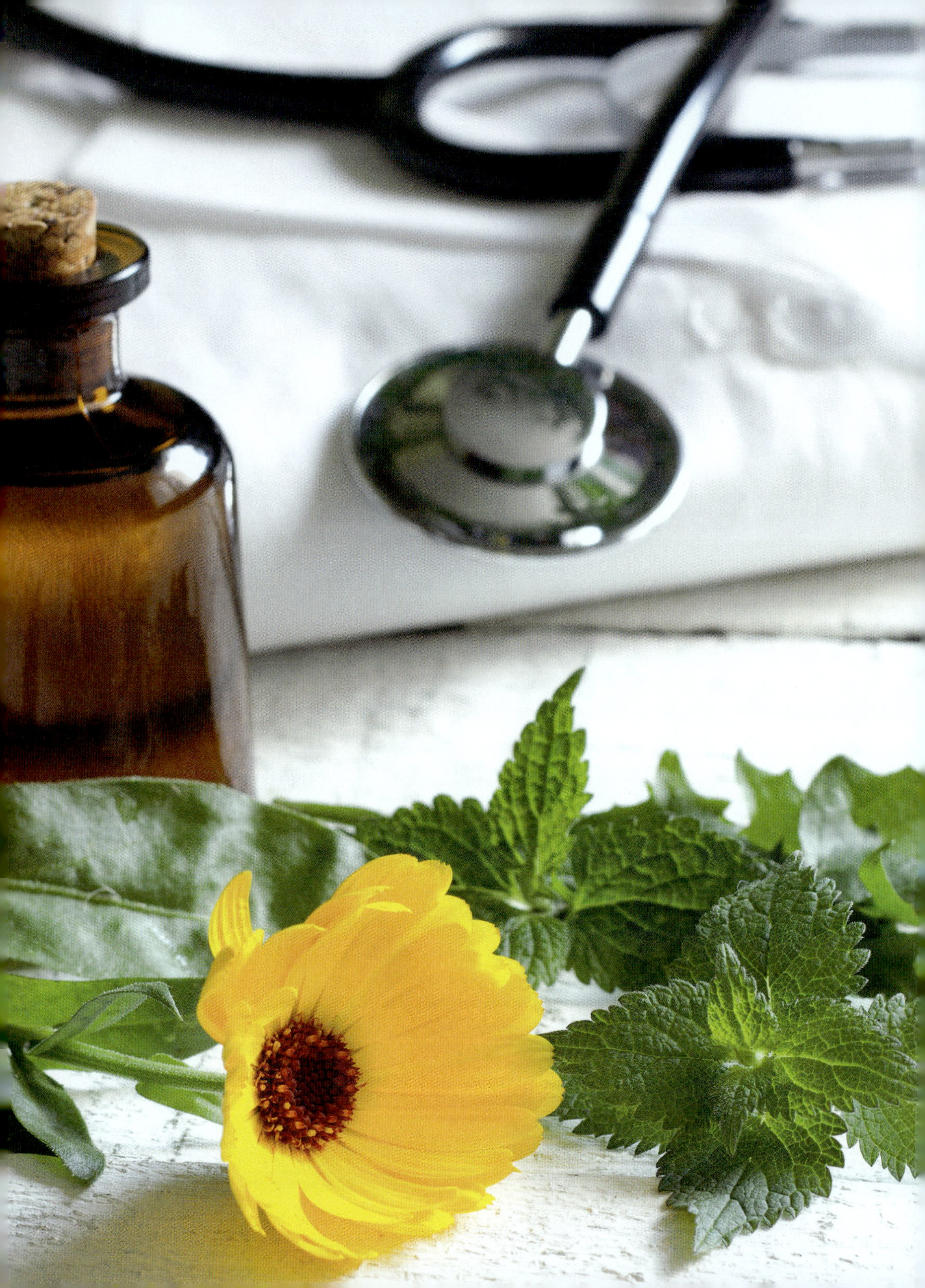

WOHLSTANDS-KRANKHEIT GICHT

In diesem Kapitel erfahren Sie, wie die Krankheit Gicht entsteht, welche typischen Symptome damit einhergehen und welche Rolle der Stoffwechsel bei dem ganzen Prozess spielt. Mithilfe einer abschließenden Checkliste können Sie Ihr persönliches Gicht-Risiko einschätzen.

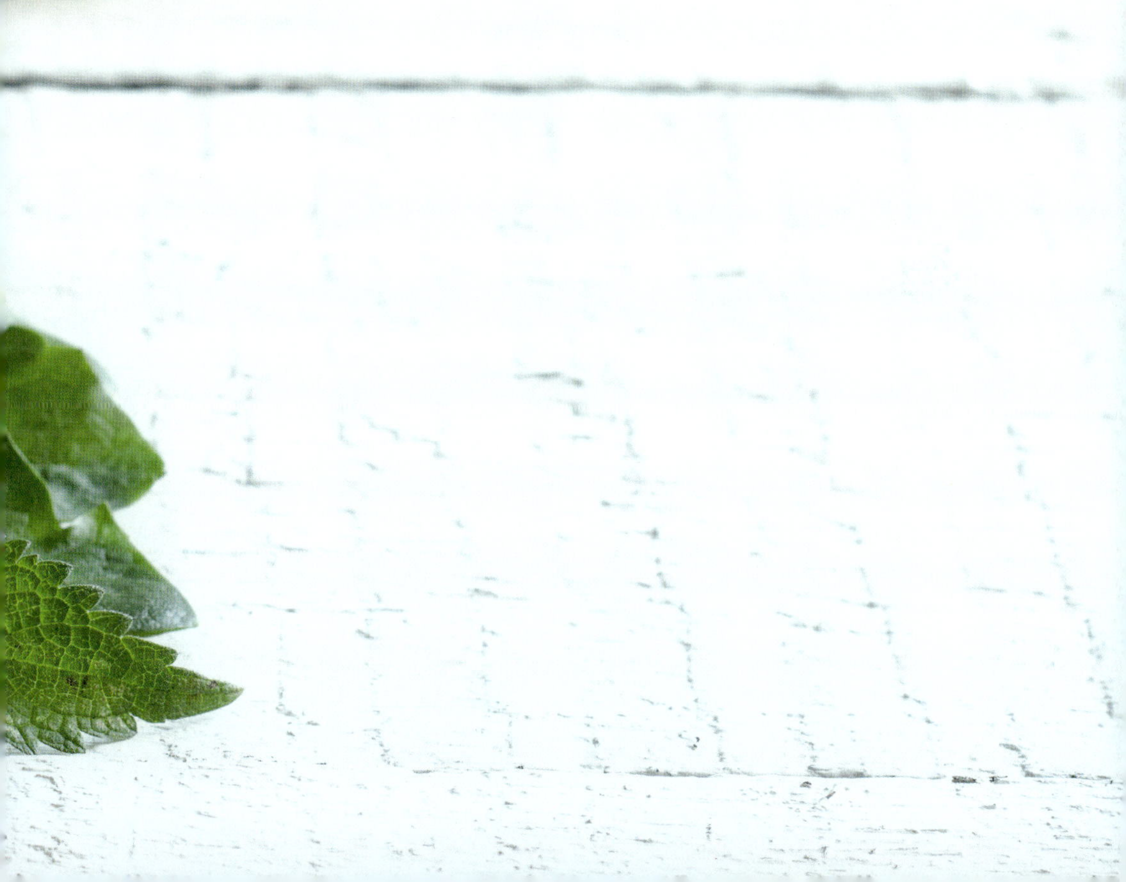

Gicht – Ursachen und Symptome

Gicht ist ein altes Leiden, das schon den Ärzten in früheren Jahrhunderten bekannt war. Die Krankheit befiel einst hauptsächlich die Reichen, die sich den Luxus üppig gedeckter Tafeln und übermäßigen Schlemmens leisten konnten. Heute gehört das Zipperlein – so wurde die Gicht im Volksmund genannt – zu den sogenannten Zivilisations- bzw. Wohlstandskrankheiten. Die Krankheit ist in Ländern mit einem höheren Lebensstandard weiter verbreitet als in ärmeren Ländern, unter anderem wegen der Ess- und Trinkgewohnheiten. In den Industriestaaten ist bei etwa 20 Prozent der Männer der Harnsäurespiegel erhöht, woraus sich eine Gicht entwickeln kann. Bei Frauen tritt die Erkrankung vorwiegend nach den Wechseljahren auf. Der Altersgipfel liegt generell zwischen dem 40. und 60. Lebensjahr.

Die Ärzte unterscheiden zwei Formen der Stoffwechselerkrankung: die primäre und die sekundäre Gicht.

Die **primäre** Form der Gicht ist genetisch bedingt, ihre Ursache ist eine gestörte Harnsäureausscheidung durch die Nieren. Die Niere ist dabei Täter und Opfer zugleich: Über sie wird weniger Harnsäure ausgeschieden, sie ist aber auch das Organ, das langfristig am meisten darunter leidet, da sie den größten Schaden nimmt. Risikofaktoren wie Übergewicht und der übermäßige Verzehr von Fleisch und anderen purinreichen Nahrungsmitteln erhöhen die Wahrscheinlichkeit, dass die Gicht zum Ausbruch kommt.

!

Nur rund 2 Prozent der Gichterkrankungen fallen unter die sekundäre Form der Gicht.

Die **sekundäre** Gicht ist Folge einer anderen chronischen Erkrankung wie zum Beispiel Diabetes oder Blutarmut. Auch starkes Übergewicht, Alkoholkonsum und manche Medikamente können eine Gicht begünstigen.

Purine und Harnsäure

Harnsäure und Purine – tierische Eiweiße – spielen eine Schlüsselrolle bei der Entstehung von Gicht. Purine sind unter anderem Bestandteil der Erbsubstanz, der DNA, unserer Zellen. Die kleinen Eiweißbausteine fallen beim Abbau von Zellen an, werden aber auch mit der Nahrung aufgenommen, vor allem mit Wurst und Fleisch. Die Harnsäure ist eine biochemische Substanz, die wiederum beim Abbau von Purinen entsteht und normalerweise über die Nieren ausgeschieden wird.

Wenn wir viele purinhaltige Lebensmittel zu uns nehmen, muss mehr Purin abgebaut werden, in der Folge wird mehr Harnsäure gebildet. Der überwiegende Teil der Harnsäure, rund 75 Prozent, wird über die Nieren ausgeschieden, der Rest wird über den Schweiß, den Speichel und den Darm aus dem Körper abtransportiert.

Ein zu hoher Harnsäurewert im Blut entsteht, wenn die Nieren dauerhaft weniger Harnsäure ausscheiden, als im Körper gebildet wird. Dies kann bei stärkerem Alkoholkonsum, durch die Einnahme bestimmter Medikamente (z. B. gegen Krebs), bei Nierenstörungen oder bei einer dauerhaft purinreichen Ernährung der Fall sein. Es bilden sich nadelspitze Kristalle, sogenannte

!

Bei der Gicht ist die Konzentration der Harnsäure im Blut erhöht.

Harnsäurewerte

Wie viel Harnsäure sich im Körper befindet, hängt vom Alter, vom Geschlecht und von der Ernährung jedes Menschen ab. Ist zu viel Harnsäure im Blut messbar, so sprechen Mediziner von einer Hyperurikämie.

Normaler Harnsäurewert bei Männern

Untergrenze: 3,5 Milligramm pro Deziliter (mg/dl)
Obergrenze: 7,0 Milligramm pro Deziliter (mg/dl)

Normaler Harnsäurewert bei Frauen

Untergrenze: 2,5 Milligramm pro Deziliter (mg/dl)
Obergrenze: 5,7 Milligramm pro Deziliter (mg/dl)

Uratkristalle, die sich vorzugsweise an Gelenken und Sehnen ansammeln und dort zu schmerzhaften Veränderungen führen können.

Schlimme Schmerzen beim Gichtanfall

Ein Gichtanfall, der die Betroffenen ganz unerwartet meist in der Nacht überfällt und an allen Gelenken auftreten kann, verursacht extreme Beschwerden. Bei über 60 Prozent der Gichtpatienten ist das Großzehengrundgelenk betroffen – es schwillt an, verfärbt sich rötlich-violett, wird heiß und tut extrem weh. Allein der Druck der Bettdecke kann die Schmerzen in den betroffenen Gelenkregionen bis ins Unerträgliche steigern. Erst am Morgen lassen sie dann endlich etwas nach. Manchmal für längere Zeit, manchmal kehren sie während der nächsten drei bis fünf Tage wieder anfallsartig zurück.

Die großen Schmerzen sind Folge der akuten Gelenkentzündung, die durch die Uratkristalle hervorgerufen wird. Das Immunsystem versucht sich gegen die spitzen Kristalle im Gelenk zu wehren, was zu Schwellung, Rötung und Überwärmung führt.

!

Ein Gichtanfall äußert sich in starken akuten Schmerzen, geschwollenen Gelenken und heißer, geröteter Haut.

Ein Gichtanfall am Fuß hat meist zur Folge, dass sich die erkrankte Person nur sehr mühsam und unter großen Schmerzen fortbewegen kann. Sie läuft mit kleinen, trippelnden Schritten. Schwillt das Grundgelenk des großen Zehs an, so ist es manchmal nicht einmal mehr möglich, die Socke oder den Schuh an- oder auszuziehen.

Gegen die starken Schmerzen verordnen Ärzte zunächst Schmerzmittel, damit die Patienten ihren Alltag bewältigen und zum Beispiel wieder laufen können. Ein akuter Gichtanfall wird außerdem mit Colchicin behandelt, einer giftige Substanz, die aus der Herbstzeitlosen gewonnen wird. Es wirkt entzündungshemmend und schmerzstillend. Zur langfristigen Therapie werden Medikamente verabreicht, welche den erhöhten Harnsäurespiegel senken. Ein bewährtes Arzneimittel ist Allopurinol.

Ein akuter Gichtanfall sollte so schnell wie möglich konsequent behandelt werden, damit er keine bleibenden Schäden nach sich zieht. Ignoriert man ihn, therapiert man ihn falsch oder unzureichend, so kann er der Beginn für ein Gesundheitsproblem sein, das ein ganzes Leben lang bestehen bleibt. Zwar dauert es manchmal Jahre, bis ein weiterer Gichtanfall auftritt, dann aber können die zeitlichen Abstände zwischen den einzelnen Anfällen immer kürzer werden, bis die Gicht schließlich chronisch wird.

Ist die Gicht chronisch geworden, ist eine Zerstörung der Gelenkknorpel, der Knochen und Sehnen in den betroffenen Arealen häufig nicht mehr aufzuhalten. Es kommt zu irreparablen

Akuter Gichtanfall

- Innerhalb weniger Stunden kommt es zu immer heftiger werdenden Schmerzen an einem oder mehreren Gelenken.
- Die Regionen rund um die betroffenen Gelenke schwellen an, werden rot und heiß, die Haut glänzt.
- Es kann leichtes Fieber auftreten.
- Bei Gicht am Großzehengelenk (Podagra) sind Schmerzen und Schwellung manchmal so stark, dass das Tragen von Socken und Schuhen sowie die Fortbewegung fast unmöglich werden.
- Sind die anfänglichen Schmerzen abgeklungen, können für ein paar Tage bis hin zu einigen Wochen Gelenkbeschwerden folgen.

Chronische Gicht

- Besteht die Gicht schon länger, so zeigen sich oft Gichtknoten (Gichttophi) in Form von festen, weißen Klumpen unter der Haut.
- Chronische Gicht ist mit regelmäßig wiederkehrenden Gelenkschmerzen verbunden, die schließlich – als Folge der schwelenden Entzündung – zu irreparablen Gelenkschäden führen.
- Betroffene haben häufig auch Nierenprobleme wie etwa Nierensteine. In seltenen Fällen kommt es zu einer ernsthaften Nierenfunktionsstörung als Folge einer Gichterkrankung.

!

Ein akuter Gichtanfall ist ein Warnzeichen und muss so schnell wie möglich konsequent behandelt werden.

Gelenkschäden mit Deformierungen und zu Bewegungseinschränkungen, die von heftigen Schmerzen begleitet werden. Das alles vermindert natürlich die Lebensqualität enorm.

Kleine Knötchen bei chronischer Gicht

!

Gichtknoten – Gichttophi – bestehen aus Harnsäureablagerungen und sind meist nicht schmerzhaft.

Zeichen vor allem einer chronischen Gicht sind sogenannte Gichtknoten, in der Fachsprache auch Gichttophi oder einfach nur Tophi – im Singular Tophus – genannt. Sie finden sich an den Sehnenansätzen oder Knorpeln in der Region der betroffenen Gelenke. Solche Gichttophi bilden sich vorwiegend dann, wenn die Gicht schon über einen längeren Zeitraum besteht. Gichtknoten können so gut wie jedes Gelenk befallen, häufig sind die Gelenke der Finger und der Zehen betroffen. Nicht selten werden sie einen halben bis einen Zentimeter groß und sind mit einer weißen Flüssigkeit bzw. Masse gefüllt, die hauptsächlich aus Harnsäureablagerungen besteht. Sie zu berühren ist in der Regel nicht schmerzhaft.

Auch am äußeren Rand der Ohrmuscheln können solche schmerzlosen Gichtknoten auftreten, die sogenannten Ohrtophi. Bei manchen Gichtpatienten bilden sie sich auch auf dem Nasenrücken.

Wird eine chronische Gicht nicht ausreichend behandelt, können die eingelagerten Harnsäurekristalle langfristig das Gewebe von Gelenken und Nieren schädigen. Die Ablagerung von Uratkristallen kann die Nierenfunktion stark beeinträchtigen und im schlimmsten Fall sogar zu einer Niereninsuffizienz, also zu einem völligen Versagen des Organs, führen.

Eine chronische Gicht geht darüber hinaus mit regelmäßig wiederkehrenden Gelenkschmerzen einher, die mit der Zeit zu Gelenkschäden führen, die nicht mehr rückgängig zu machen sind.

Folgende Gelenke sind am häufigsten von Gicht betroffen:
Großzehengrundgelenk: 60 %
Sprunggelenk: 14 %
Knie: 6 %
Fußweichteile und übrige Zehen: 2 %

www.gichtliga.de

Die wichtigsten Gicht-Infos im Überblick

- Der Gichterkrankung liegt eine Störung des Harnsäurestoffwechsels zugrunde.
- Die Veranlagung zur Gicht wird vererbt. In seltenen Fällen ist sie Folge einer anderen Erkrankung.
- Trotz Veranlagung muss die Gicht nicht ausbrechen. Entscheidend sind die Lebensgewohnheiten.
- Die Harnsäure ist das letzte Abbauprodukt der Purine, kleiner Eiweißstoffe, die mit der Nahrung aufgenommen werden oder beim Zellabbau anfallen.
- Ist zu viel Harnsäure im Blut, bilden sich Uratkristalle, die sich an den Gelenken und in den Nieren ablagern können.
- Die Stoffwechselkrankheit kann akut als äußerst schmerzhafter Gichtanfall auftreten oder chronisch und in Schüben verlaufen.
- Es können alle Gelenke betroffen sein, doch am weitaus häufigsten tritt eine Gicht am Großzehengrundgelenk auf.
- Typische äußere Zeichen einer chronischen Gicht sind Knötchen an den Gelenken, die als Gichttophi bezeichnet werden.
- Eine unbehandelte Gicht birgt die Gefahr von dauerhaften Schäden an den Gelenken und den Nieren.

Werden Sie aktiv

Die nachfolgende Checkliste gibt Ihnen Aufschluss über Ihre gesundheitliche Situation. Vor allem können Sie herausfinden, ob Sie ein erhöhtes Risiko haben, an Gicht zu erkranken. Beantworten Sie die folgenden Fragen bitte selbstkritisch und ehrlich.

Testen Sie Ihr persönliches Gicht-Risiko

FRAGEN ZU IHREN LEBENSGEWOHNHEITEN				
Essen Sie viel Fleisch und Wurst?		Ja		Nein
Nehmen Sie häufig Innereien zu sich?		Ja		Nein
Essen Sie gerne Muscheln, Makrelen, Sardinen etc.?		Ja		Nein
Ernähren Sie sich sehr fettreich?		Ja		Nein
Nehmen Sie wenig frisches Obst und Gemüse zu sich?		Ja		Nein
Trinken Sie regelmäßig Alkohol?		Ja		Nein
Trinken Sie weniger als zwei Liter (Wasser) am Tag?		Ja		Nein
Sitzen Sie viel und bewegen Sie sich eher wenig?		Ja		Nein
Treiben Sie wenig oder keinen Sport?		Ja		Nein

FRAGEN ZU IHRER GESUNDHEIT				
Leiden Sie unter Gelenkbeschwerden?		Ja		Nein
Sind Ihre Gelenke öfter heiß, geschwollen und gerötet?		Ja		Nein
Zeigen sich Veränderungen wie Knötchen?		Ja		Nein
Haben Sie Probleme beim Gehen?		Ja		Nein
Haben Sie Übergewicht?		Ja		Nein
Haben Sie mit Nierenproblemen zu tun (Nierensteine)?		Ja		Nein
Wurden bei Ihnen erhöhte Harnsäurewerte gemessen?		Ja		Nein

Bewertung
Sollten Sie mehr als drei Fragen mit „Ja" beantwortet haben, ist Ihr Stoffwechsel wahrscheinlich stark gefordert und vielleicht sogar überfordert. Möglicherweise machen Ihnen schon die ersten Anzeichen einer Gichterkrankung zu schaffen, zum Beispiel schmerzende, entzündete Gelenke. Dann sollten Sie zum Arzt gehen und sich gründlich untersuchen lassen.

Sie haben es in der Hand

Anhand der Fragen zu Ihrem persönlichen Gicht-Risiko können Sie den Status Ihres Stoffwechsels selbst bestimmen und feststellen, ob möglicherweise Störungen vorliegen. Hinterfragen Sie selbstkritisch, ob es bei Ihnen Schwachpunkte in Lebenswandel und Ernährungsgewohnheiten gibt, die Ihrem Organismus langfristig schaden und Ihre Leistungsfähigkeit beeinträchtigen könnten.

Wenn Sie eine Neigung haben, an Gicht zu erkranken, sollten Sie Ihre Lebens- und Ernährungsgewohnheiten ändern. So kann sich Ihr Stoffwechsel normalisieren, die gestörten Regulationsprozesse werden wieder ins Lot kommen, und Sie fühlen sich auf Dauer wohl und leistungsfähig.

!

Sie haben es in der Hand, die Schwachpunkte zu beseitigen und damit Ihren Körper vor größeren Störungen und Krankheiten zu bewahren.

Selbstbehandlung und Vorbeugung

Dieser Ratgeber dient Ihnen als Leitfaden zur Stoffwechselsanierung und zum Ausgleich der Harnsäurewerte. Er bietet Ihnen auf Ihrem Weg zu Gesundheit und Wohlbefinden viele Ratschläge aus Naturheilkunde, Homöopathie, Ayurveda und Traditioneller Chinesischer Medizin. Außerdem bekommen Sie zahlreiche Empfehlungen zur Ernährungsumstellung, zu sportlicher Bewegung und Entspannung. In einem Rezeptteil finden Sie Vorschläge für leckere Gerichte, die speziell der Stoffwechselreinigung und Regulierung der Harnsäurewerte dienen. So lernen Sie viele

Möglichkeiten der Selbstbehandlung und Vorbeugung kennen, die sich leicht in Ihren Alltag einbauen lassen. Wenn Sie die Empfehlungen beherzigen, können Sie langfristig Ihre Gesundheit und Ihr Wohlbefinden bewahren bzw. zurückerobern.

Achten Sie auf Ihren Harnsäurespiegel

Sind Mitglieder Ihrer Familie an Gicht erkrankt? Dann könnten auch Sie eine genetische Veranlagung dafür haben. Lassen Sie dann einmal im Jahr Ihren Harnsäurewert messen.

Wenn Sie über eine längere Zeit fasten, müssen Sie ebenfalls auf Ihren Harnsäurespiegel achten. Denn er steigt auch durch körpereigene Abbauprodukte.

Behalten Sie also Ihren Harnsäurespiegel im Blick. Doch zu Ihrer Beruhigung: Ein zu hoher Harnsäurespiegel führt nicht zwingend zu einer Gicht. Sind die Werte nur leicht erhöht und war das Gelenk noch nicht entzündet, können Sie meist mit einer angepassten Ernährung verhindern, dass Sie Gicht bekommen.

Gewohnheiten ändern sich nur langsam

!

Machen Sie sich keinen Druck! Sie allein bestimmen das Tempo, in dem Sie Ihre Lebensgewohnheiten ändern.

Sie müssen nicht sämtliche empfohlenen Maßnahmen bzw. Übungen sofort umsetzen. Fangen Sie klein an – aber fangen Sie an und machen Sie dann weiter. Gönnen Sie sich die Zeit, die Sie benötigen, und setzen Sie sich bitte nicht unter Druck. Wir Menschen sind eben Gewohnheitstiere, und Gewohnheiten, die sich über Jahre und Jahrzehnte eingeschlichen und festgesetzt haben, lassen sich oft nicht so schnell und schon gar nicht quasi von jetzt auf nachher ändern. Dass ein Mensch vollkommen konsequent ist, einen radikalen Schnitt macht und zum Beispiel übermäßigen Alkoholkonsum, zu fettes Essen oder das Rauchen von heute auf morgen aufgibt, ist eher selten. Die meisten von uns brauchen dazu länger. Sie benötigen Spielräume, um nach und nach neue Verhaltensmuster einzuüben, die der Gesundheit und dem Wohlbefinden zuträglich sind.

Ganz wichtig auf dem neuen Weg sind kleine Etappensiege, Zwischenerfolge, die Sie langsam, aber sicher zum Ziel führen, die Sie zwischendurch aufbauen, stärken und zum Weitermachen motivieren. Wenn Sie zum Beispiel abnehmen möchten, ist es ein toller Erfolg, wenn die ersten zwei, drei Kilos dahingeschmolzen sind und Ihre Jeans nicht mehr überall zwickt und klemmt, sondern wieder bequem sitzt. Das gibt Ihnen die Kraft, weiterhin am Ball zu bleiben, Ihr persönliches Ziel im Auge zu behalten, auf die nächste Stufe und am Ende schließlich zu Ihrem Wunschgewicht zu gelangen.

Auf ähnliche Weise bekommen Sie das Gesundheitsproblem Gicht in den Griff. Bilden sich die Veränderungen an den Gelenken allmählich zurück, schwinden Schwellungen und Schmerzen, so werden Sie das bereits als enorme Erleichterung empfinden. Energie und Lebenslust kommen wieder, Sie werden beweglicher, fühlen sich wie neugeboren!

Los geht's, machen Sie sich auf den Weg, um dieses Gefühl bald zu erlangen. Den ersten Schritt dazu haben Sie mit dem Kauf dieses Buches bereits getan.

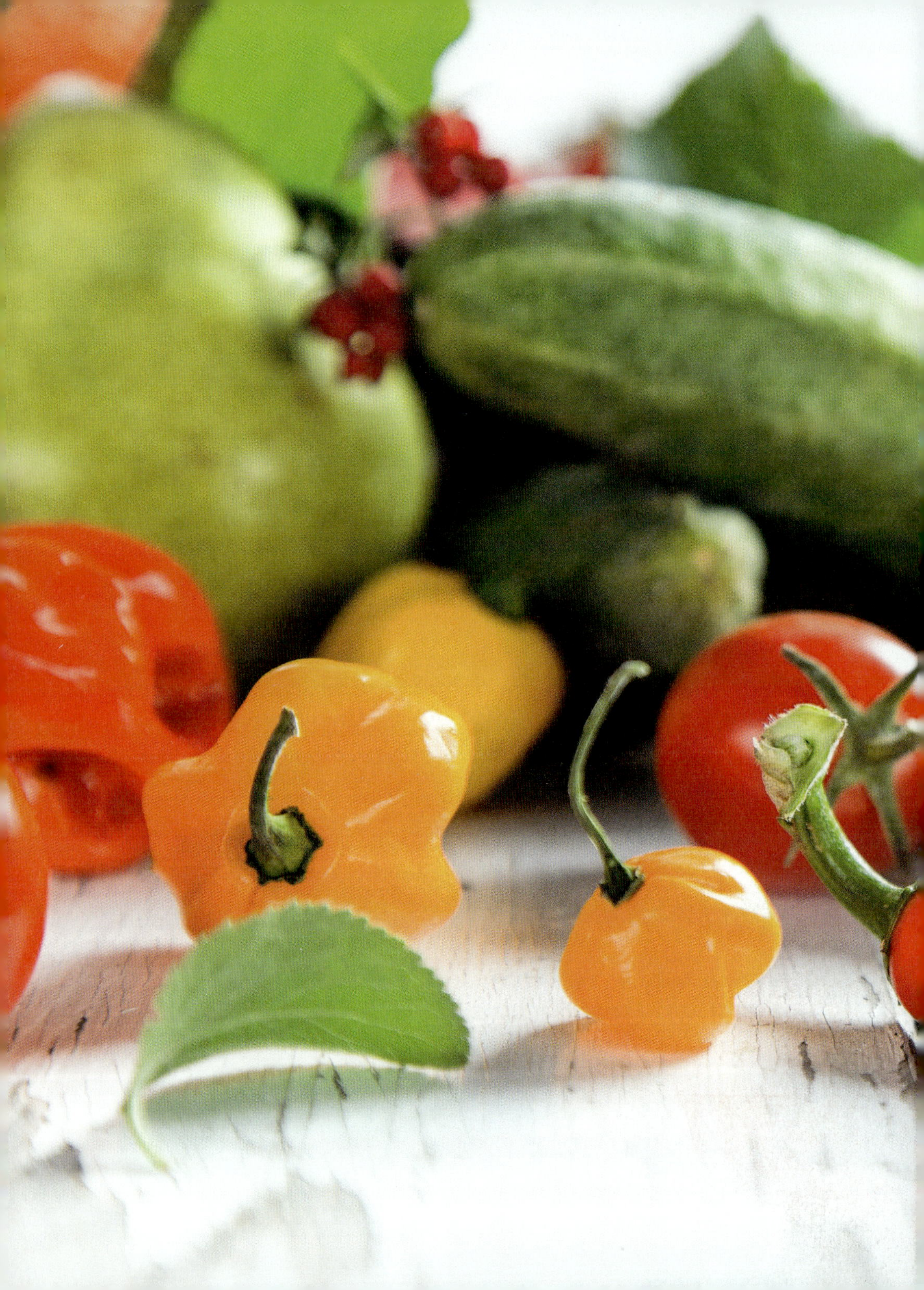

DIE RICHTIGE ERNÄHRUNG IST DAS A UND O

Eine ausgewogene, purinarme Ernährung und eine gesunde Lebensweise bilden die Basis der erfolgreichen Behandlung von Gicht. So können Sie der Krankheit vorbeugen und Gichtanfälle verhindern. Ein weiterer wichtiger Aspekt ist, vorhandenes Übergewicht abzubauen. In diesem Kapitel erfahren Sie alles, was Sie in puncto Ernährung wissen müssen und wie Sie Ihr Wunschgewicht erreichen können.

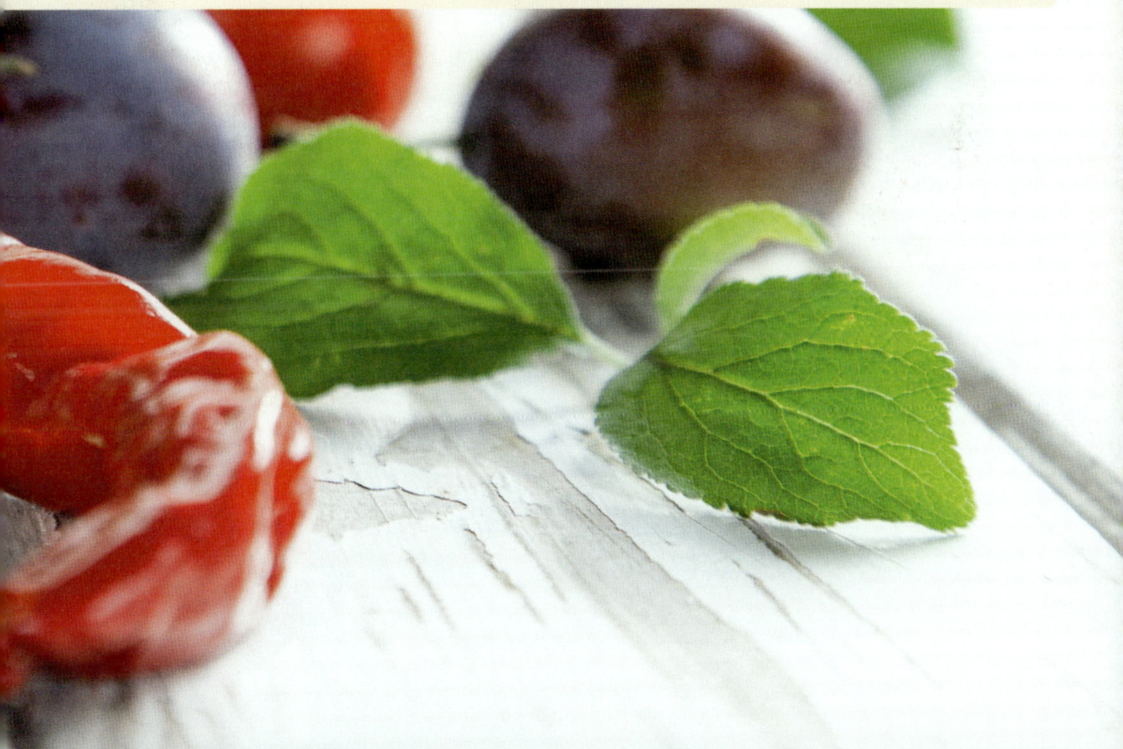

Der Mensch ist, was er isst

Von dem deutschen Philosophen Ludwig Feuerbach (1804–1872) stammt der Satz „Der Mensch ist, was er isst“. Ob der Denker damals schon ahnte, was heute erst die Wissenschaft nach und nach entschlüsselt? Nämlich, dass sich Abertausende von hochaktiven und hoch wirkungsvollen Substanzen in unserer Nahrung verstecken – Stoffe, die das Geheimnis von Gesundheit, Vitalität und Wohlbefinden in sich bergen. Auch der berühmte griechische Arzt Hippokrates von Kos (460 v. Chr.) muss wohl den enormen Gesundheitswert von guter Ernährung erkannt haben, als er sagte: „Eure Lebensmittel sollen eure Heilmittel sein.“

Heute, gute zweitausend Jahre später, ist diese Weisheit aktueller denn je. Denn Mediziner und Ernährungswissenschaftler entdecken mehr und mehr, wie wichtig eine ausgewogene Ernährung zur Vorbeugung von chronischen Krankheiten ist. Vor allem bei Krankheiten des metabolischen Syndroms – Übergewicht, Bluthochdruck, Fettstoffwechselstörungen, Diabetes mellitus und auch die Gicht – spielt der Ernährungsfaktor eine ganz zentrale Rolle. In zahlreichen wissenschaftlichen Studien konnte bewiesen werden, dass eine einseitige Kost mit zu viel Fleisch, zu vielen Süßigkeiten, zu viel Fastfood und zu vielen Fertiggerichten krank machen kann und das Risiko für Stoffwechselkrankheiten wie die Gicht stark erhöht. Eine ausgewogene, maßvolle Ernährung hingegen, die abwechslungsreich ist, die Vielfalt der Natur nutzt und alle wichtigen Nähr- und Vitalstoffe für unseren Organismus enthält, ist ein wahrer Gesundbrunnen und vermag sogar chronische Krankheiten zu heilen – so wie es Hippokrates, Hildegard von Bingen, Ludwig Feuerbach, Pfarrer Kneipp und andere große Heilkundige bereits erkannt haben.

!

Bei vielen Krankheiten – Bluthochdruck, Diabetes mellitus und Gicht – spielt die Ernährung eine zentrale Rolle.

Gesund essen nach der Ernährungspyramide

Die Ernährungspyramide stellt auf anschauliche Weise dar, welche Lebensmittel in welchen Mengen zu sich genommen werden sollten. An der Basis der Pyramide befinden sich die Grundnahrungsmittel, das sind Getreideprodukte (am besten aus Vollkorn) und Kartoffeln, außerdem reichlich Frischkost in Form von Gemüse, Obst und Salat. Der Mittelteil der Pyramide beinhaltet Milchprodukte, also Milch, Joghurt und Käse, darüber hinaus Fleisch, Geflügel, Fisch und Eier. Diese Nahrungsmittel sind ebenfalls wichtig, müssen aber nur in kleineren Mengen und auch nicht täglich konsumiert werden. So reichen beispielsweise zwei oder drei Fleisch- bzw. Fischmahlzeiten pro Woche. Auch

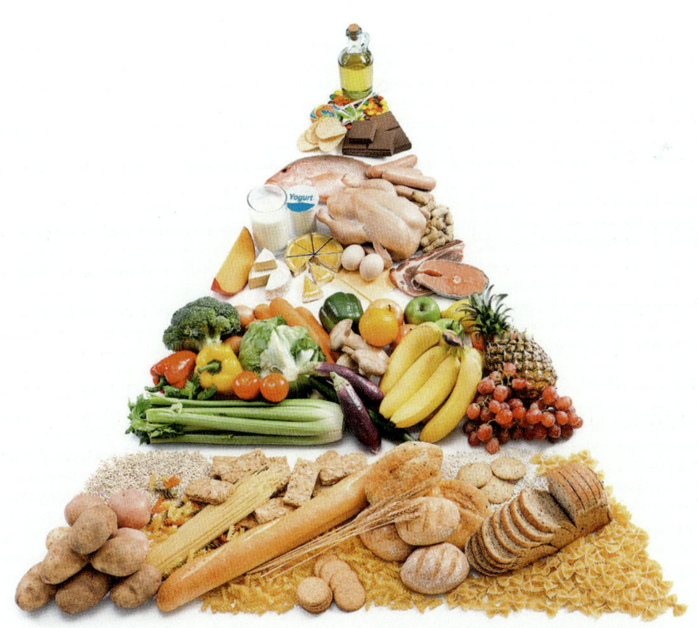

Die Ernährungspyramide stellt dar, welche Lebensmittel in welcher Menge verzehrt werden sollten.

Eier sollten nicht täglich auf dem Speiseplan stehen. Die Spitze der Pyramide bilden die Nahrungsmittel, die sparsam und nur ausnahmsweise verzehrt werden sollten – allen voran sehr Fettes und Süßes. Stark zuckerhaltige Limonaden, Kuchen, Kekse sowie fettreiche Wurst, Butter und Sahne sind also nicht für die Alltagskost geeignet.

Purinhaltige Lebensmittel: Gefahr für Gichtkranke

Wenn Sie an Gicht erkrankt sind oder etwa durch eine erbliche Veranlagung ein erhöhtes Gichtrisiko haben, müssen Sie auf Ihren Harnsäurespiegel achten. In diesem Fall ist es wichtig, den Verzehr purinhaltiger Lebensmittel stark zu reduzieren oder ganz darauf zu verzichten.

!

Bei einer Veranlagung zu Gicht sollten Sie Innereien möglichst komplett vermeiden. Fleisch und Wurst ist in Maßen erlaubt.

Allem voran sollten Sie tierische Fette in Maßen zu sich nehmen und Innereien möglichst komplett vermeiden. Denn Niere, Leber oder Bries sind besonders reich an Purinen, ebenso vor allem die Haut von Geflügel sowie Schweineschwarte. Manche Fischsorten wie Sprotten, Sardellen oder Hering sowie Meerestiere wie Hummer, Languste oder Miesmuscheln weisen ebenfalls einen erhöhten Puringehalt auf. Aber auch in manchen pflanzlichen Lebensmitteln wie Kohl oder Hülsenfrüchten sind vermehrt Purine enthalten.

Puringehalt von Lebensmitteln

Um zu sehen, was Sie ohne Bedenken essen können und bei welchen Lebensmitteln Sie eher zurückhaltend sein sollen, können Sie die folgende Lebensmitteltabelle nutzen. Sie wird Ihnen helfen, Ihren nächsten Einkauf und damit auch Ihre zukünftigen Mahlzeiten bewusster zu gestalten. Damit haben Sie schon den ersten, ganz praktischen und wichtigen Schritt zur Regulierung

Ihrer Harnsäurewerte und zur Verhütung einer Gichterkrankung getan.

Enthalten wenig Purin

Diese Nahrungsmittel können Sie so oft essen, wie Sie möchten:

- Brot, Getreideprodukte
- Obst und Gemüse
- Suppen ohne Fleischbrühe bzw. Fleischextrakt
- Eier (3 bis 4 pro Woche)
- Fettarmen und fettfreien Käse
- Fette und Öle
- Kaffee und Tee
- Milch, Milchprodukte
- Nudeln
- Nüsse, Erdnussbutter
- Obst und Fruchtsäfte
- Gelatine
- Weißen Reis
- Zucker, Sirup und Süßes (in Maßen!)

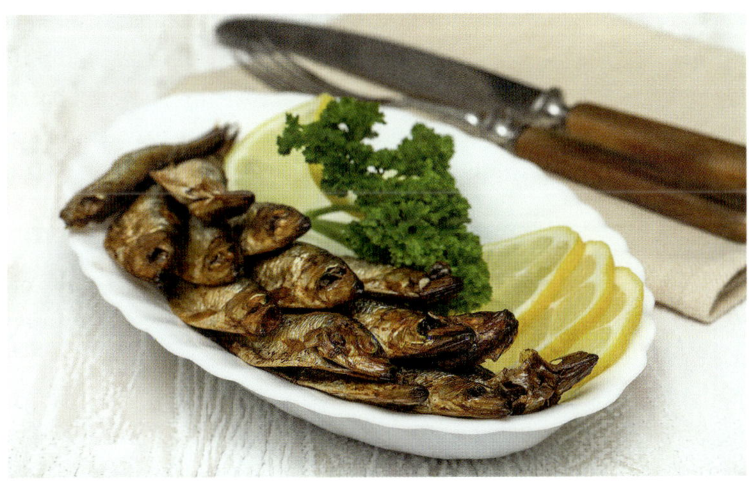

Manche Fischsorten, wie z. B. Sprotten, weisen einen erhöhten Puringehalt auf.

Mäßig purinhaltig

Diese Nahrungsmittel können Sie einmal täglich essen. – Während eines Gichtanfalls sollten Sie sie aber lieber vermeiden:

- Rind, Schwein, Lamm und andere moderat purinhaltige Fleischsorten
- Brühe und Bouillon aus moderat purinhaltigem Fleisch oder Geflügel
- Fleischsuppe bzw. Fleischbrühe
- Geflügel, das nicht stark purinhaltig ist
- Fisch- und Krustentiersorten, die nicht stark purinhaltig sind
- Hefe, egal in welcher Form
- Hafer und Haferflocken
- Pilze
- Frische Bohnen und Erbsen
- Getrocknete Bohnen, Erbsen und Linsen
- Weizenkeime und Weizenkleie, Weizenkeimbrot
- Vollkornprodukte
- Limonade, Cola

Stark purinhaltig

Diese Nahrungsmittel sollten Sie soweit es geht meiden; bei erhöhten Harnsäurewerten sollten Sie ihren Konsum gänzlich einstellen:

- Alkohol (beeinträchtigt die Ausscheidung von Harnsäure)
- Brühe und Bouillon aus stark purinhaltigem Fleisch oder Geflügel
- Wild
- Innereien, wie Bries, Herz, Leber
- Gans, Ente, Wachtel, Rebhuhn
- Fleischextrakt, Hackfleisch, Bratensoßen
- Kaviar
- Sardellen, Hering, Makrelen, Sardinen, Sprotten
- Muscheln, wie Miesmuscheln, Jakobsmuscheln

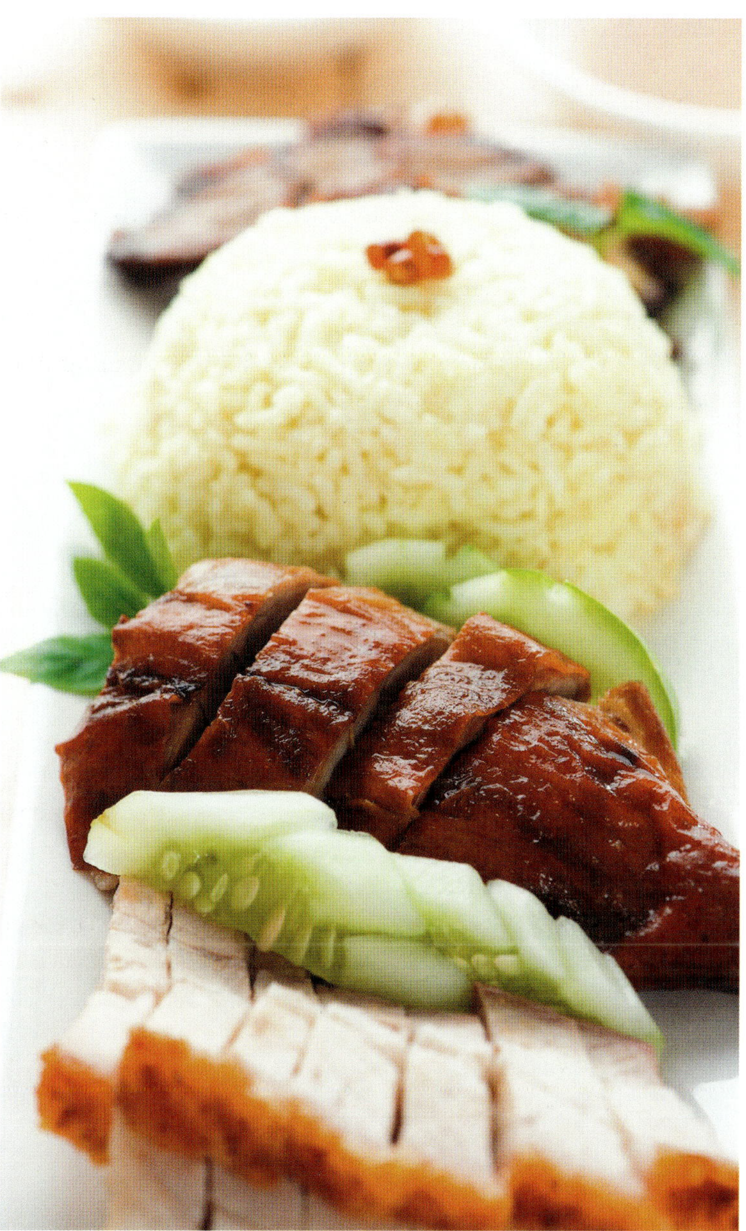

Gebratenes Geflügel ist zwar für viele eine Delikatesse, sollte aber vom Speiseplan gestrichen werden.

Puringehalt von ausgewählten Lebensmitteln

PURINGEHALT IN MG PRO 100 g					
Fleischextrakt	1.459	Mischbrot	19	Aubergine	8
Rinderleber	231	Nudeln	22	Endiviensalat	4
Kalbsbries	525	Reis, weiß	15	Feldsalat	10
Rinderbraten	59	Haferflocken	42	Kopfsalat	4
Rehrücken	44	Mandeln	15	Kartoffel	6
Schweinebraten	48	Walnüsse	10	Kürbis	3
Ente	58	Haselnüsse	15	Karotte	6
Hühnerbrust m. Haut	73	Camembert	13	Paprika rot	6
Putenschnitzel	50	Parmesan	4	Paprika grün	4
Forelle	83	Edamer	3	Gurke	2
Heilbutt	75	Schafskäse	13	Tomate	4
Heringsfilet	88	Milch	0	Spinat	21
Kabeljaufilet	46	Buttermilch	0	Spargel	6
Krabben	82	Joghurt	0	Zwiebel	4
Krebs	25	Eier	2	Bratwurst	33
Matjesfilet	92	Äpfel	6	Leberwurst	69
Miesmuscheln	154	Birnen	5	Mettwurst	31
Zander	46	Kirsche	7	Fleischwurst	33
Austernpilze	21	Heidelbeeren	8	Schinken roh	84
Champignons	25	Apfelsaft	3	Schinken gek.	55
Steinpilze	30	Karottensaft	2	Kaffee	0
		Orangensaft	5	Tee	0

www.purintabelle.de

Grundlagen einer gesunden Ernährung

Pflanzliche Nahrung liefert wertvolle Vitalstoffe

Frisches Obst und Gemüse sind ideale Nährstofflieferanten. Sie enthalten wertvolle pflanzliche Eiweiße und sind reich an Vitaminen, Mineralstoffen, Spurenelementen und sekundären Pflanzenstoffen, die wichtige Funktionen im Körper haben. Zudem wirken Pflanzenfasern als Ballaststoffe und regulieren somit die Verdauung. Obst und Gemüse der Saison – möglichst aus ökologischem Anbau – sollte deshalb täglich mehrmals auf Ihrem Speisezettel stehen, ja sogar den Löwenanteil Ihrer Ernährung ausmachen. Wählen Sie möglichst heimische Produkte der Saison, wie Äpfel, Birnen, Waldbeeren, Pflaumen, Zwiebeln, Zucchini, Karotten, Kartoffeln, Mangold, Spinat etc.

Verzehren Sie außerdem Vollkornprodukte, also Vollkornbrot, Vollkornnudeln oder Naturreis, sowie Getreide wie Bulgur, Couscous oder Quinoa. Sie sind ballaststoffreich und liefern darüber hinaus viele wichtige Mineralstoffe.

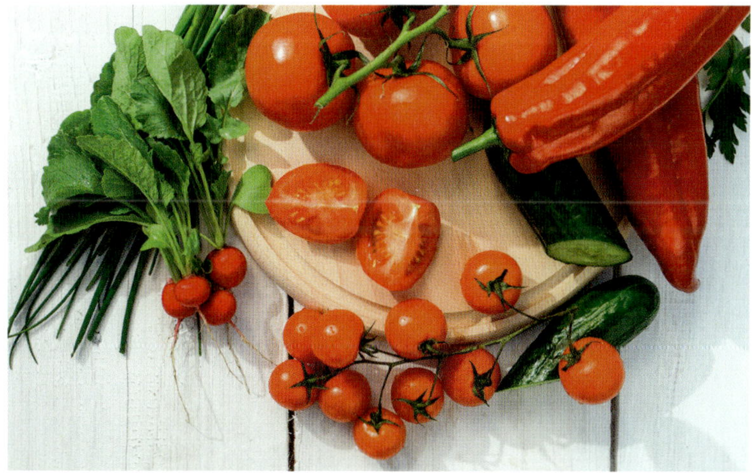

Pflanzliche Lebensmittel sollten den Löwenanteil Ihrer Ernährung ausmachen.

Gemüse und Obst schonend zubereiten

Je rascher nach Ernte oder Kauf Sie Gemüse und Obst zubereiten und verzehren, desto mehr Vitalstoffe nehmen Sie damit zu sich. Wenn Sie die Produkte im eigenen Garten anpflanzen, können Beeren, Kirschen, Tomaten und Co. gleich direkt von der Hand in den Mund wandern. Ansonsten versorgen Sie sich bei einem Biobauern in Ihrer Nähe oder kaufen auf dem Wochenmarkt ein.

Es ist ratsam, Gemüse nur kurz zu dünsten oder schonend im Dampftopf zu garen. Auch die asiatische Variante im Wok, bei der Sie alles bei großer Hitze nur kurz anbraten, ist sinnvoll. Das Gemüse verkocht nicht, es bleibt knackig und versorgt Sie mit vielen Vitalstoffen. Bei Gichtproblemen sind frische Gemüsesuppen ideal. Ihr hoher Flüssigkeitsanteil unterstützt das Entschlacken und das Ausscheiden von Harnsäure.

Wenig Fleisch und wenig tierische Fette

Reduzieren Sie vor allem tierisches Fett in Ihrer Ernährung. Butter enthält zwar keine Purine, wegen des Fettgehalts sollten Sie sie jedoch nur sparsam verwenden. Ein guter Ersatz sind Halbfettprodukte oder Pflanzenöle. Kaltgepresste Pflanzenöle, wie Sonnenblumenöl, Olivenöl, Maiskeimöl, Distelöl, Leinöl etc. liefern Ihnen hochwertige Fettsäuren.

Bei nicht erhöhten Harnsäurewerten sind auch Fleisch und Fisch erlaubt, allerdings in Maßen! Einmal in der Woche darf mageres Fleisch oder Geflügel ohne Haut auf dem Speiseplan stehen. Achten Sie möglichst darauf, nur hochwertige Produkte zu kaufen von Tieren aus artgerechter Haltung. Innereien jedoch sind – wie schon erwähnt – tabu! Auch Ente oder Gans enthalten zu viele Purine.

Zweimal in der Woche können Sie hochwertigen Fisch servieren, zum Beispiel Kabeljau oder Zander (siehe Tabelle auf Seite 24). Verzichten Sie jedoch auf Sardellen, Heringe, Makrelen, Sardinen und Sprotten.

Tofu, Saitan und Milchprodukte: ideal für Gichtpatienten

Sind Ihre Harnsäurewerte grenzwertig oder erhöht, so ist es ratsam, sich zumindest für einige Wochen rein vegetarisch zu ernähren. Anstelle von Fleisch können Sie zum Beispiel Tofu oder Saitan verwenden, beides kann vielseitig zubereitet werden. Es gibt heute eine große Auswahl an schmackhaften Fleischersatzprodukten, wie vegetarische Schnitzel, Würstchen, Salami etc.

Frische, fettarme Milchprodukte dürfen Sie reichlich verzehren. Magerquark, Buttermilch, Kefir und Joghurt haben einen positiven Einfluss auf die Verdauung. Naturjoghurt und Quark können Sie selbst zubereiten, etwa herzhaft mit Kräutern oder als süße Mahlzeit mit frischen Früchten. Kaufen Sie bitte keinen fertigen Fruchtjoghurt oder -quark, denn der enthält zu viel Zucker, der Ihren Stoffwechsel belastet.

!

Saitan ist ein pflanzliches Produkt aus Gluten, dem Klebereiweiß des Weizenmehls.

Kleine Mahlzeiten gegen den Hunger

Essen Sie nur, wenn Sie wirklich hungrig sind. Knabbern und Naschen zum Zeitvertreib, beim Fernsehen, aus Heißhunger oder als Kompensation von Stress, Kummer und Frustration sind problematisch. Dies verführt dazu, zu viel und ungesund zu essen, was sich unter anderem auf der Waage zeigt. Lernen Sie, Appetit und die pure Lust auf bestimmte Nahrungsmittel wie Süßes oder Salziges vom echten Hungergefühl zu unterscheiden. Hunger sollten Sie nicht unterdrücken – geben Sie Ihrem Körper dann die Nahrung, wenn er sie braucht.

Viele Menschen vertragen es besser, statt drei großer Mahlzeiten über den Tag verteilt fünf bis sechs kleinere Mahlzeiten zu sich zu nehmen. Dies belastet die Verdauungsorgane nicht, die Nahrung kann gut verstoffwechselt und für den Organismus nutzbar gemacht werden. Als sättigende und gesunde Zwischenmahlzeit ist Obst und Gemüse gut geeignet, zum Beispiel Äpfel, Karotten und Paprika, dazu Joghurt oder Buttermilch sowie ein Stück Vollkornbrot.

!

Verwenden Sie Salz bitte nur sparsam. Würzen Sie Ihre Speisen stattdessen mit frischen Kräutern.

Essen Sie wenig tierisches Eiweiß
Fleisch, Wurst und Fisch enthalten viele Purine, die zu Harnsäure abgebaut werden und damit den Harnsäurespiegel erhöhen. Bei hohen Harnsäurewerten ist es daher eine der wichtigsten Maßnahmen, den Konsum an Fleisch, Wurst und Fisch drastisch zu reduzieren bzw. für einige Wochen ganz darauf zu verzichten.

Als Gichtpatient sollten Sie täglich nicht mehr als 110 bis 180 Gramm Purine zu sich nehmen, und diese Menge ist schnell erreicht. Purinreiche Lebensmittel wie Leber, Hering, Sardellen, Sprotten und Makrelen (siehe Tabelle Seite 26) sollten Sie daher grundsätzlich von Ihrem Speiseplan streichen.

Decken Sie Ihren Eiweißbedarf stattdessen durch Milch, Milchprodukte (Quark, Joghurt, Käse) und pflanzliches Eiweiß wie Tofu. Nüsse – jedoch in Maßen wegen des hohen Fettanteils – liefern ebenfalls viel pflanzliches Eiweiß.

Viel trinken ist wichtig!

!

Vor allem während der warmen Jahreszeit und auch wenn Sie viel Sport treiben, sollten Sie immer wieder viel trinken.

Der Stoffwechsel kann nur gut funktionieren, wenn dem Körper ausreichend Flüssigkeit zugeführt wird. Auch Nieren und Leber brauchen viel Flüssigkeit, um ihre Entgiftungsfunktion wahrnehmen und anfallende Schadstoffe ausschwemmen zu können. In der Regel nehmen wir etwa 40 Prozent der benötigten Flüssigkeit über feste Nahrung auf, den Rest müssen wir über Getränke abdecken. Das sind rund 2 bis 3 Liter, die wir dem Organismus über den Tag verteilt zuführen sollten, da er sie für seine Stoffwechselprozesse ununterbrochen braucht. Unser Körper kann kaum überschüssiges Wasser speichern und verfügt über nur geringe Wasserreserven. Ein gestörtes Gleichgewicht sollte immer wieder rasch ausgeglichen werden.

Wenn Sie zu wenig trinken, schadet das Ihrer Gesundheit, da Ihre Zellen dann regelrecht verdursten und sogar austrocknen können. Eine zu geringe Flüssigkeitszufuhr belastet außerdem den Kreislauf und es sammeln sich vermehrt Schadstoffe an. Das Blut wird zu dickflüssig, dem Herzen sowie den anderen Organen wird die Arbeit erschwert. Der Körper hält das Wasser zurück, die Urin- und Schweißproduktion verringert sich und Stoffwechsel-Abfälle können nicht mehr richtig ausgeschwemmt werden. Kopfschmerzen, Schwindel, Blutdruckabfall, Konzentrationsschwäche, verminderte Leistungsfähigkeit und Übelkeit bis hin zu Muskelschwäche können die Folgen sein.

Können Sie Ihrem Durstgefühl vertrauen?

Durst ist normalerweise ein durchaus verlässliches Signal. Er zeigt an, dass der Körper Flüssigkeit benötigt und tritt typischerweise dann auf, wenn man länger nichts getrunken hat oder auch wenn der Körper besonders viel Flüssigkeit verloren hat. Dies kann durch vermehrtes Schwitzen bei sommerlicher Hitze, bei schweißtreibender sportlicher Aktivität oder bei Fieber der Fall sein.

Unter bestimmten Umständen kann das natürliche Durstempfinden jedoch eingeschränkt sein. Beispielweise können ältere und kranke Menschen oft nicht mehr richtig spüren, wann ihr Körper Flüssigkeit braucht. Auch während der Einnahme bestimmter Medikamente oder bei seelischen Problemen können Appetit sowie Durstempfinden gestört sein. In solchen Fällen ist es sehr wichtig, ganz bewusst auf die empfohlene Trinkmenge zu achten, zum Beispiel indem man die tägliche Menge an (Kräuter-)Tee und Wasser in Karaffen oder Flaschen bereitstellt (siehe Kasten auf Seite 35).

Trinken Sie Mineralwasser

Mineralstoffe und Spurenelemente sind für den Körper unentbehrlich. Sie wirken in allen Körperflüssigkeiten, machen beispielsweise Knochen und Zähne stark, regulieren die Durchlässigkeit der Zellmembranen und Kapillaren, steuern die Erregbarkeit von Muskeln und Nerven, sind am Stoffwechsel des Organismus beteiligt und gleichen den Säure-Basen-Haushalt aus. Dieser hat unter anderem Auswirkungen darauf, wie gut Harnsäure und andere Stoffwechsel-Endprodukte vom Körper verarbeitet und ausgeschieden werden können (siehe Kasten).

!

Trinken Sie hochwertiges Mineralwasser, um Ihren Organismus optimal zu versorgen.

Um Ihren Körper mit genügend Mineralien zu versorgen, sollten Sie sich in erster Linie ausgewogen ernähren. Darüber hinaus können Sie mit gutem Mineralwasser gezielt wichtige Mineralstoffe aufnehmen. In Mineralwasser liegen die natürlichen Mineralbestandteile in Form freier Ionen vor, und in dieser ionisierten Form, nämlich als Elektrolyte, sind sie wichtig für den Körper. Die Elektrolyte haben als Reglerstoffe im Wasserhaushalt des Organismus eine wichtige Funktion. Darüber hinaus vermag der Körper Mineralien in ihrer ionisierten Form wesentlich besser aufzunehmen.

Der Säure-Basen-Haushalt des Körpers

Der Säure- bzw. Basengehalt des Körpers wird mit dem pH-Wert angegeben: Ein pH-Wert unter 7 zeigt an, dass die (Körper-)Flüssigkeit im sauren Bereich liegt, in Wert von über 7 bis 14 steht für den basischen Bereich. Ein pH-Wert von 7 ist neutral.

Einige Bereiche in unserem Körper müssen sauer sein, um ordnungsgemäß funktionieren zu können, andere müssen basisch sein. So liegt bei einem gesunden Menschen der pH-Wert des Urins zwischen 5 und 7, ist also leicht sauer.

Um diesen fein ausgeklügelten Säure-Basen-Haushalt in seinem Gleichgewicht zu halten, gibt es verschiedene körpereigene Regelmechanismen. Gelangen zu viele Säuren in den Körper, dann arbeiten diese Regelmechanismen auf Hochtouren, um eine Balance herzustellen. Irgendwann sind sie überstrapaziert, sie können die Säureflut nicht mehr bewältigen und die Übersäuerung führt zu Beschwerden sowie zu einem Ungleichgewicht im Stoffwechsel. So kann in der Folge eine Gicht entstehen.

Daher ist es nicht ratsam, immer nur Leitungswasser zu trinken, selbst wenn es von guter Qualität ist. Denn das Trinkwasser aus der Leitung enthält die lebenswichtigen Mineralien, die für den Stoffwechsel und das reibungslose Funktionieren des Organismus notwendig sind, nicht in ausreichender Menge.

Flüssigkeit ist unerlässlich zur Ausscheidung der Harnsäure

Wie Sie bereits gelesen haben (siehe Seite 32), ist die Harnsäure, die im Blut messbar ist, ein Abbauprodukt von Purinen. Purine werden im Stoffwechsel über mehrere Zwischenschritte zu Harnsäure abgebaut und diese wird dann über die Nieren ausgeschieden. Die Nieren als Entgiftungsorgane sind ganz besonders auf reichliche Flüssigkeitszufuhr angewiesen. Und Wasser ist das Medium, das sie für ihre Stoffwechselleistung unbedingt benötigen.

Eine weitere wichtige Rolle bei der Eliminierung von Harnsäure spielt der pH-Wert des Urins, denn die Löslichkeit der Harnsäure ist auch davon abhängig, wie sauer bzw. basisch der Urin ist. So ist die Harnsäure-Ausscheidung bei einem Urin-pH-Wert von 7 zehnmal schlechter als bei einem Wert von 5,7. Aus diesem Grund wird der Arzt den pH-Wert des Urins eines Gichtkranken stets in diesem Bereich halten.

!

Nur wenn ausreichend Flüssigkeit vorhanden ist, können Stoffe wie die überschüssige Harnsäure gelöst und ausgeschieden werden.

Alkohol unbedingt meiden!

Übermäßiger Alkoholkonsum bzw. Alkoholmissbrauch begünstigt nachweislich die Entstehung von Gicht, denn Alkohol hemmt die Ausscheidung von Harnsäure. Wird Bier konsumiert, sieht es noch schlechter aus, denn Bier ist reich an Purin: Die Produktion an Harnsäure wird erhöht, gleichzeitig wird die Ausscheidung gehemmt.

Darüber hinaus verlangsamt Alkohol den Fettstoffwechsel des Körpers. Für den Organismus stellt er ein Gift dar, daher wird er zuerst abgebaut und verwertet, die anderen Nährstoffe müssen warten. Als Resultat wird weniger Fett verbraucht, der Rest wird

!

Alkohol ist einer der wichtigsten Auslöser der Gicht.

im Fettgewebe eingelagert. Dass Alkohol das Bedürfnis nach salzigen und süßen Snacks vergrößert, die wir dann so ganz nebenbei futtern, ist hierbei nicht sonderlich hilfreich.

Alkohol belastet die Leber

Alkohol verlangt dem gesamten Stoffwechsel, aber besonders der Leber, Höchstleistungen ab. Der Stoff durchdringt die Magen- und Darmschleimhaut, um schließlich über den Blutkreislauf zu allen Organen zu gelangen. Nun muss die Leber Schwerstarbeit leisten, den Alkohol abbauen und aus dem Körper schleusen. Hierbei stellen die Leberzellen ein spezielles Enzym zur Verfügung, die Alkoholdehydrogenase (ADH). Dieses Enzym schneidet ein Stück vom Alkoholmolekül ab, wodurch es zu einer chemisch sehr reaktionsfähigen Substanz wird, das Acetaldehyd. Aufgrund seiner großen Reaktionsfreudigkeit verbindet es sich nun mit anderen Stoffen, hauptsächlich mit Eiweißsubstanzen. Diese lagern sich vor allem an den Leberzellen ab und machen sie dadurch krank. Bei dieser Art des Alkoholabbaus bilden sich obendrein in der Leber freie Radikale, die wiederum die Zellen schädigen.

Individuelle Toleranzgrenze

Die Toleranzgrenze für Alkohol ist von Mensch zu Mensch unterschiedlich. Frauen vertragen Alkohol erwiesenermaßen schlechter als Männer. Sie sind rascher betrunken und haben bei regelmäßigem Konsum früher mit Folgeschäden an der Leber und an anderen Organen zu kämpfen. Auch das Alter, der körperliche Zustand, die Konstitution und nicht zuletzt die genetische Ausstattung spielen eine Rolle, wenn es darum geht, wie der Einzelne auf Alkohol reagiert.

Fest steht, dass regelmäßiger Alkoholkonsum in größeren Mengen bei jedem Menschen, bei Frauen sowie Männern, das Risiko für eine Gichterkrankung oder für einen schmerzhaften Gichtanfall steigen lässt. Außerdem wird langfristig immer die

Leber belastet, egal, wie gut oder schlecht jemand den Alkohol verträgt.

So trinken Sie richtig

- Nehmen Sie täglich 2 bis 3 Liter Flüssigkeit zu sich. Gut geeignet sind Kräuter- und Früchtetees sowie Fruchtschorlen und hochwertiges Mineralwasser.
- Essen Sie zusätzlich viel frisches Obst und Gemüse mit hohem Wasseranteil.
- Naturtrüber Apfelsaft aus Bioanbau ist sehr gut geeignet, um alle Stoffwechselfunktionen anzuregen und überdies eine sanfte Leberentgiftung herbeizuführen. Der Saft enthält besonders viele Pektine, die bei der Entgiftung helfen, indem sie Schadstoffe an sich binden und aus dem Körper hinausbefördern. Mischen Sie den Apfelsaft am besten mit natrium- und kohlensäurearmen Wasser.
- Stellen Sie sich morgens eine 1-Liter-Karaffe mit verdünntem Saft oder Wasser bereit. Im Laufe des Tages trinken Sie immer wieder einen Glas davon.
- Bereiten Sie außerdem zweimal am Tag eine Kanne (ca. 1 Liter) frischen Tee zu. Morgens nach dem Aufstehen bringt grüner Tee den Stoffwechsel in Schwung, am Abend schmeckt ein Entspannungstee aus Kräutern wie Melisse, Pfefferminze, Anis, Fenchel etc.
- Im Sommer sind erfrischende Getränke besonders wohltuend, wie Eistee aus grünem oder schwarzem Tee, den Sie mit Zitronensaft und einem Löffel Honig abschmecken, mit frischen Minze- oder Zitronenmelisse-Blättern verfeinern und mit Eiswürfeln auffüllen.
- Achten Sie sehr auf die Qualität des Wassers, das Sie täglich trinken. Kaufen Sie besser Getränke aus Glasflaschen, da Plastikflaschen aufgrund ihrer möglichen Schadstoffbelastung noch immer umstritten sind. Wollen Sie ab und zu das Wasser aus Ihrer Leitung trinken, dann sollten Sie vorher beim örtlichen Gesundheitsamt oder Wasserwerk die genauen Werte abfragen. Dort gibt man Ihnen sicher gerne Auskunft.

!

2 Liter Flüssigkeit sollten Sie täglich mindestens zu sich nehmen, besser sind 3 Liter.

Bioaktivatoren für den Stoffwechsel

Ob wir voller Energie stecken und stark und leistungsfähig sind oder uns schlapp und müde fühlen, hängt entscheidend davon ab, wie gut unsere Nerven mit Nährstoffen versorgt werden, wie gut Stoffwechsel und Blutkreislauf funktionieren und ob genügend Vitalitätshormone, zum Beispiel das Serotonin, das uns fröhlich und aktiv sein lässt, in uns zirkulieren. Als Bioaktivatoren können allgemein jene Substanzen bezeichnet werden, die auf ganz natürliche Weise die Nerven stärken, die Leber- und Darmfunktionen aktivieren und so den gesamten Stoffwechsel und Blutkreislauf in Schwung bringen.

Auf sanfte, ausgewogene, aber dennoch effektive Weise verhelfen Ihnen die Bioaktivatoren zu neuem Elan, zumal sie an sämtlichen Schaltstellen Ihres Stoffwechsels ansetzen, zum Beispiel an der Nährstoffverwertung, dem Sauerstofftransport, der Temperaturregelung, der Zellregeneration und der Energiebereitstellung. All diese Prozesse laufen nicht einzeln und isoliert in irgendeiner Nische Ihres Körpers ab, sondern sie sind eng miteinander verzahnt und bilden ein hochkomplexes Regelsystem.

Wie ein Elektrizitätswerk nur dann genügend Strom liefern kann, wenn alles richtig funktioniert und die technischen Geräte in einwandfreiem Zustand sind, arbeitet Ihr Stoffwechsel nur dann gut, wenn er an keiner Stelle blockiert ist und wenn alle Regulationsprozesse optimal ineinander greifen. Davon profitiert Ihre Gesundheit in mehrfacher Hinsicht: Ihre Harnsäure-Werte normalisieren sich noch schneller, Ihre Verdauungstätigkeit, Leber- und Nierenaktivität verbessern sich und Ihre Blutwerte (Blutzucker und Blutfette) werden optimiert. Ganz nebenbei kommen Sie auch noch Ihrem Wunschgewicht ein großes Stück näher!

Gesunder Darm – aktive Verdauung

Der Darm ist eine der ersten und wichtigsten Stoffwechsel-Stationen. Er spaltet nämlich die Nahrung in ihre Bestandteile auf: Kohlenhydrate, Fett, Eiweiß, Vitamine, Mineralstoffe und Spurenelemente gelangen durch die Darmschleimhaut in den Blutkreislauf, wo sie zu den Zellen transportiert und für die Energiegewinnung verwertet werden. Wie gut der Organismus mit Nähr- und Vitalstoffen versorgt wird, hängt also ganz wesentlich davon ab, ob die Verdauung im Darm optimal funktioniert. Ungesunde Ernährung mit viel Fett und Zucker lähmt langfristig die Verdauung, Stress und Medikamente (vor allem Antibiotika) ruinieren die Darmflora, die als örtliches Immunsystem den Körper vor Krankheiten schützt.

!

Eine gesunde Verdauung ist das A und O für einen gut funktionierenden Stoffwechsel.

Das bringt den Darm in Schwung: Ballaststoffe, die reichlich in Gemüse, aber auch in Leinsamen oder Weizenkleie stecken, sind wahre Darmaktivatoren und regen die Verdauung stark an. Auch viel Flüssigkeit, zum Beispiel Kräutertee, ist für die Verdauung sehr wichtig. Milchprodukte wie Joghurt – am besten mit lebenden Joghurtkulturen wie Acidophilus, Bulgaricus oder Bifidus – liefern wertvolle Bakterien, die die Darmflora schützen und dafür sorgen, dass die Verdauung funktioniert.

Leistungsstarke Leber – gute Entgiftung

Die Leber ist die Entgiftungsfabrik des Körpers. Sie entschärft schädliche Abbauprodukte, die während der Verbrennung im Stoffwechsel anfallen, und schleust sie über den Darm oder die Nieren aus. Das Zentrallabor unseres Organismus hat noch viele andere Aufgaben: Es baut zum Beispiel Enzyme, die für alle biochemischen Abläufe nötig sind, es produziert Hormone oder speichert wichtige Vitamine und Spurenelemente. Fettreiche Ernährung und Alkohol setzen die Leber heftig unter Stress. Dann braucht sie Entlastung, um ihre Arbeit wieder erledigen zu können.

!

Kann die Leber ihre Arbeit gut verrichten, wirkt sich das positiv auf Ihren gesamten Stoffwechsel aus. Sie fühlen sich fit und vital.

Das bringt die Leber in Schwung: Der Gesundheitscocktail für die größte Drüse unseres Körpers besteht aus Mariendistel, Artischocke und Löwenzahn. Mariendistel enthält den Wirkstoff Silymarin, der die Leberzellen schützt und die Bildung neuer Zellen anregt. Artischockenextrakt kurbelt die Fettverdauung an, fördert den Gallenfluss und hilft, toxische Stoffe schneller auszuleiten. Die Bitterstoffe des Löwenzahns bringen ebenfalls die Gallentätigkeit in Schwung und wirken kräftig beim Entgiften mit. Alle Heilpflanzen gibt es als Saft, Dragees oder Teezubereitungen in der Apotheke. Sehr zu empfehlen zur Leberstärkung sind auch Kombi-Präparate, die neben Heilkräutern Vitamine (vor allem aus der B-Gruppe) und Spurenelemente enthalten. Wildkräutersalate, Artischocken und Radicchio unterstützen ebenfalls die Leberaktivität und den Gallenfluss.

Starke Nerven – für Konzentration und Denkkraft

Magen, Muskeln, Lunge, Haut – jeder Winkel des Körpers ist über Nervenleitungen vernetzt; jede noch so kleine Aktivität wird über das Nervensystem gesteuert. Erschöpfung, Müdigkeit, Konzentrations- und Gedächtnisschwäche, depressive Verstimmungen, aber auch viele andere Probleme können signalisieren, dass das Nervenkostüm angeschlagen ist.

!

Ein optimal versorgtes, gesundes Nervensystem sorgt für den reibungslosen Ablauf aller Körperfunktionen.

Das bringt Ihr Nervenkostüm in Schwung: Eines der bewährtesten Stärkungsmittel ist Ginseng. Die asiatische Heilwurzel weckt neue Energie-Ressourcen und bringt die Leistungskraft zurück. Auch die Aminosäuren L-Lysin und Glutamin sind reine Nervennahrung. L-Lysin vertreibt Konzentrationsschwäche und Müdigkeit, Glutamin belebt den Geist und bringt die grauen Zellen in Fahrt. Am besten nehmen Sie beide in Kombination mit anderen Aminosäuren als Protein-Powerdrink zu sich. Für ein gut funktionierendes Nervensystem stehen außerdem die Vitamine der B-Gruppe ganz hoch im Kurs. Sie stärken Gedächtnis, Konzentration und Denkfähigkeit, helfen bei der Koordination unzähliger anderer Nervenfunktionen im Organismus, wie etwa dem Schlaf-Wach-Rhythmus. Grüne Blattsalate, Vollkornprodukte, Nüsse und Samen enthalten reichlich B-Vitamine und schützen vor Müdigkeit, Depressionen, Leistungsabfall, Konzentrationsschwäche. Die besten Energiespender für die Seele sind Tomaten, Bananen, Avocado, Papaya und Paprika: Sie enthalten größere Mengen des Botenstoffs Serotonin, der positive Gefühle weckt und glücklich macht.

Blut und Lymphe gut im Fluss – für Energie bis in die kleinste Zelle

Ungefähr sieben Liter Blut zirkuliert in unseren Adern. Mit dem Blut gelangen lebenswichtige Stoffe – frischer Sauerstoff sowie Nährstoffe – zu jeder einzelnen Zelle, und verbrauchte Substanzen werden aus den Zellen abtransportiert. Der Stoffaustausch spielt sich in winzigsten Größenordnungen in den Kapillaren, den feinsten Verästelungen des Blutkreislaufes ab. Kein Wunder also, dass der gesamte Stoffwechsel des Körpers abhängig davon ist, wie gut das Blut zusammengesetzt ist und wie ungehindert es im Gefäßsystem fließt. Doch auch die Lymphe hat enormen Einfluss auf den Stoffwechsel. In den feinen Lymphbahnen werden nämlich Schlackenstoffe gesammelt und mit der Lymphe abtransportiert, damit der Organismus nicht von ihnen überschwemmt wird.

Das bringt die Blut und Lymphe in Schwung: Zum Reinigen des Blutes eignen sich Tees mit Wacholderfrüchten, Brennnessel, Birke, Koriander und Mate. Das B-Vitamin Folsäure ist unter anderem wichtig für die Blutbildung und sollte vor allem von Frauen als Nahrungsergänzung eingenommen werden (ca. 400 Mikrogramm). Den Lymphfluss regen Sie wirkungsvoll mit homöopathischen Komplexmitteln an, die Sie als Tropfen, Tabletten

!

Funktionieren Blut- und Lymphfluss reibungslos, können Entzündungsstoffe abtransportiert und Gelenkreizungen verhütet werden.

oder Dragees in der Apotheke erhalten (z. B. Lymphomyosot, Lymphaden, Lymphdiaral, Lymphophön).

Aktive Nieren – für eine gründliche Reinigung

Wie die Leber, das Herz oder das Gehirn sind auch die Nieren lebenswichtige Organe mit ganz zentralen Funktionen. Sie tragen unter anderem zur Entgiftung unseres Organismus bei, indem sie den Harn produzieren, dabei filtern sie Abfall- und Giftstoffe aus dem Blut. Diese Abbauprodukte unseres Stoffwechsels werden mit dem Harn zur Blase transportiert und durch das Wasserlassen schließlich ausgeschieden.

!

Bei einem erhöhten Gichtrisiko ist es besonders wichtig, dass die Nieren optimal funktionieren und überschüssige Harnsäure zuverlässig ausscheiden.

Das bringt Ihre Nieren in Schwung: Das wichtigste Elixier für eine gute Nierentätigkeit ist Flüssigkeit. Vor allem wer zu erhöhten Harnsäurewerten und Nierensteinen neigt, muss die Nieren immerzu gut durchspülen. Hierfür geeignet sind neben Wasser harntreibende Teeaufgüsse aus Brennnessel- und Birkenblättern. Auch Hauhecheltee ist seit dem Altertum als harntreibendes, steinlösendes Naturheilmittel bekannt. Darüber hinaus hat sich Grüner Tee bei Harn- und Nierensteinleiden bewährt. Er verbessert die Harnausscheidung und fördert die Kapazität des Abbaus von Harnsäure, außerdem unterstützt er die Fettverdauung und schützt durch seine alkalische Wirkung vor Übersäuerung.

Erfolgreich abnehmen

Gicht und andere Stoffwechselkrankheiten wie beispielsweise Diabetes mellitus und ein zu hoher Cholesterinspiegel sind sehr häufig mit Übergewicht vergesellschaftet. Denn durch eine ständig erhöhte Kalorienzufuhr wird der Organismus belastet, und die Stoffwechselparameter verändern sich langfristig auf ungünstige Weise. Bei Übergewicht wird mehr Harnsäure gebildet, gleichzeitig aber wird die Ausscheidung von Harnsäure über die Nieren gehemmt. Dagegen führt eine Verringerung des Körpergewichts zu einer Reduktion des Harnsäurewertes.

!

Wer dauerhaft abnehmen möchte, muss seine Ernährung umstellen.

Wenn Sie an Gicht leiden und übergewichtig sind, sollten Sie also zusätzlich zur medikamentösen Behandlung auch abnehmen. Das ist allerdings leichter gesagt als getan. Vermutlich wissen Sie bereits, dass Sie mit Crash- oder Nulldiäten Ihr Gewicht nicht langfristig reduzieren können. Bei Gicht sind diese Diäten zusätzlich kontraproduktiv, da hierbei Körperzellen abgebaut werden, was eine erhöhte Freisetzung von Purinen bedeutet.

Ernährungswissenschaftler sind sich einig: Nur eine gezielte Ernährungsumstellung hin auf fett-, zucker- und purinarme Kost im Zusammenhang mit regelmäßiger körperlicher Bewegung (siehe nächstes Kapitel) kann langfristig helfen, sowohl das Körpergewicht zu reduzieren als auch einer Gichterkrankung entgegenzuwirken.

Wie viel darf ich wiegen?

Der Body-Mass-Index (BMI) hat sich international zur Beurteilung des Körpergewichts durchgesetzt. Da dieser Wert meistens eng mit dem Körperfettgehalt zusammenhängt, ist er gut geeignet, um das Risiko von Übergewicht zu beurteilen, er hat aber auch seine Schwächen: Der BMI unterscheidet nicht zwischen Fett- und Muskelmasse. Eine Sportskanone mit stattlichen Muskelpaketen hat automatisch einen hohen BMI, hier ist Abnehmen aber natürlich kein Thema. Auch steigt der Wert, der als gesund gilt, im Alter etwas an, da der Stoffwechsel sich mit zunehmendem Alter verändert.

Der Body-Mass-Index (BMI)
Die Formel für den BMI lautet:
Körpergewicht in kg : (Körpergröße in m)^2
Beispiel: 70 kg : (1,70 m x 1,70 m)2 = 70 : 2,89 = 24,2
Die Kategorien des BMI:
Untergewicht: < 19
Normalgewicht: 19–25
Übergewicht: 25–30
Adipositas (Fettleibigkeit): >30
Der optimale BMI ab 35 Jahre:
35–44 Jahre: 21–26
45–54 Jahre: 22–27
55–64 Jahre: 23–28
älter als 65 Jahre: 24–29

Programmieren Sie sich auf Schlankheit!

Schlank werden beginnt immer im Kopf. Am Anfang stehen nämlich die Entscheidung, das Leben auf neuen Kurs zu bringen, sowie der feste Wille, dies in die Tat umzusetzen. Dazu gehört auch, mit „Durchhängern“ (die mit Sicherheit auftreten werden) umzugehen und Rückschläge wegzustecken, besser gesagt, sich von diesen nicht aus der Bahn werfen zu lassen. Eine erfolgreiche Methode, um das eigene Verhalten ganz bewusst und dauerhaft in eine positive Richtung zu ändern, ist das Stufentraining. Es ist in Etappen aufgebaut und bringt Sie Schritt für Schritt Ihrem Traumgewicht näher.

- Setzen Sie sich (Etappen-)Ziele und machen Sie sich einen Plan, wie und in welcher Zeit Sie die einzelnen Ziele erreichen möchten. Zum Beispiel möchten Sie insgesamt 15 Kilogramm abnehmen. Das wollen Sie in maximal einem halben Jahr erreichen. Das erste Ziel ist, in den nächsten vier Wochen insgesamt 2 bis 3 Kilo zu verlieren. Dazu können Sie beispielsweise einen wöchentlichen Speiseplan erstellen und besonders gesunde, kalorienarme Lebensmittel einkaufen. Oder Sie melden sich in einem Fitness-Studio oder einer Laufgruppe an und absolvieren ein Probetraining.

- Malen Sie sich Ihre Erfolge aus, beispielsweise das Gefühl, wieder in die alte Jeans zu passen.
- Motivieren und belohnen Sie sich. Gönnen Sie sich nach der ersten erreichten Etappe einen Besuch im Theater oder einen entspannten Tag in der Sauna.

Warum sind wir zu dick?

Wo liegt die Ursache für diese fatale Entwicklung? Im Fastfood, das viele nur allzu gerne zu sich nehmen? An der mangelnden Bewegung? Oder befinden sich heute Inhaltsstoffe in unseren Lebensmitteln, die früher nicht drin waren, und die das Übergewicht provozieren? Ist also die Nahrungsmittelindustrie schuld, die unsere Gaumen mit verstecktem Zucker und versteckten Fetten verwöhnt? Hat sich außerdem unser Essverhalten so grundlegend verändert?

Die Fachwelt beantwortet all diese Fragen mit einem eindeutigen Ja. Nur bei wenigen Übergewichtigen sind Krankheiten, zum Beispiel im Bereich des Stoffwechsels oder der Hormone, die Ursache. Meistens ist der viele Speck auf Rippen und Hüften hausgemacht. Er wird durch eine moderne Lebens- und Ernährungsweise verursacht, die ganz und gar nicht zu unserer evolutionären Entwicklung passt.

!

Bei den meisten Übergewichtigen ist der viele Speck auf den Hüften eine Folge unserer modernen Lebens- und Ernährungsweise.

Überlebenswichtig: Fettdepots

Paradoxerweise macht uns genau der Mechanismus, der uns in früheren Zeiten lange Hungerperioden durchstehen ließ, heute fett. Unsere frühen Vorfahren waren den ganzen Tag in Bewegung, zu essen gab es nur manchmal. Doch weil der Körper viel Energie speichert, und sie trotz aller Anstrengungen erst langsam wieder abgibt, verhungerten sie nicht.

Doch was tun wir? Wir leben in Saus und Braus, in ständigem Nahrungsmittel-Überfluss, essen viel zu viel, obendrein noch zu süß und zu fett. Wir speichern also jede Menge Energie, ohne sie zu verbrauchen. Daher können wir die überflüssigen Kilos nur unter großen Mühen wieder loswerden, und Wunder-Diäten und Schlankheitspillen zeigen auf Dauer keine Wirkung – das Speichern von Energie liegt in unseren Genen.

Ständig hungrig: falsche Nahrung

Viele von uns, vor allem die Übergewichtigen, essen nicht nur die falschen Nahrungsmittel in der falschen Zusammenstellung, sondern sie essen auch immer mehr. Warum tun sie das?

Viele von uns haben ständig Hunger, weil uns das, was wir zu uns nehmen, nicht sättigt. Auf den Teller kommen nämlich hauptsächlich Speisen mit einem hohen Kohlenhydratanteil, zum Beispiel Nudeln oder Weißmehlprodukte wie Brötchen oder Kuchen. Die Kohlenhydrate werden im Körper zu Zucker (Glukose) aufgespalten, und die Bauchspeicheldrüse schüttet reichlich Insulin aus, das die Mengen an Glukose fleißig vom Blut in die Zellen schleust. In der Folge sinkt der Blutzucker schnell ab, was im Organismus das Gefühl von Hunger auslöst. Damit beginnt ein Teufelskreis, aus dem es nur schwer ein Entrinnen gibt. Wir essen immer mehr Kohlenhydrate (vor allem aus Pasta, Kuchen, Keksen, Brot und Brötchen aus Weißmehl), die uns immer dicker werden lassen und die eine hohe Insulinausschüttung zur Folge haben, was uns wiederum noch hungriger macht.

Gestresst: Lust- und Frustesser

Auch der Stress darf nicht außer Acht gelassen werden bei der Beantwortung der Frage, ob Fettpölsterchen und Co. denn ausschließlich ein Werk des Teufels seien. Stresskrankheiten wie etwa das Burnout-Syndrom sind heute keine Seltenheit, ja beinahe schon eine Modeerscheinung. Negativer Stress, der so genannte Disstress, ist in unserer Zeit fast ebenso zur Epidemie geworden wie das Übergewicht. Beide gehen häufig Hand in Hand, denn Leistungsdruck, Sorgen, Hektik, Überlastung, Reizüberflutung und die mangelnde Fähigkeit, sich Ruhe und Entspannung zu gönnen, versetzen den Organismus in Aufruhr, wirbeln die Hormone durcheinander und bringen den Stoffwechsel aus dem Gleichgewicht.

Außerdem lauert bei Dauerstress eine große Gefahr: Man erliegt nur allzu leicht der Versuchung, ihm durch vermehrtes Essen und Trinken zu entrinnen, allem voran mit glücksspendenden Zucker- und Kalorienbomben wie Schokolade, Kuchen und/ oder Alkohol. Und wieder beginnt die Spirale aus Lust und Frust, der Teufelskreis, der den Zeiger der Waage beständig in die Höhe treibt und ebenso die Stoffwechselparameter wie zum Beispiel die Harnsäure. Denn je mehr Genussmittel wir uns zuführen, je mehr wir tanken von dieser vermeintlichen Energie, desto tiefer fallen wir kurz danach, wenn die Wirkung nachlässt. Die Stimmung sinkt in den Keller, weiterer Nachschub an Zucker, Alkohol und ähnlichen Glücksstoffen wird benötigt …

Ananasdiät und Co. – mehr Schaden als Nutzen?

Eigentlich wissen wir es alle: Einseitige Ernährung, die Einnahme von Schlankheitspräparaten oder gar Hungern bringen vielleicht einen kurzzeitigen Erfolg, langfristig fördern sie allenfalls den Jo-Jo-Effekt mit seiner beständigen Gewichtszunahme. Und trotzdem lassen wir uns immer wieder zu ungesunden drakonischen Abspeck-Maßnahmen hinreißen. Wir hegen die Hoffnung, dass die neue Diät in der jüngsten Ausgabe der Frauenzeitschrift garantiert unsere letzte sein wird und uns endlich dauerhaft zum Wunschgewicht führt. Diesmal klappt es bestimmt völlig mühelos, ganz wie von selbst und vor allem ganz schnell – meinen wir.

Denn wer möchte nicht all den lästigen Speck im Turbotempo wieder loswerden! Bis zum großen Sommerball in sechs Wochen muss das Abendkleid wieder perfekt sitzen. Bis zum nächsten Strandurlaub in zweieinhalb Monaten soll die Figur für den Bikini oder die Sportbadehose makellos sein.

Dabei ignorieren wir völlig, dass sich die Pfunde auch nicht binnen weniger Wochen auf Rippen, Bauch, Po und Hüften angesammelt haben, sondern dass das Gewicht ganz langsam nach oben kletterte. Erst als der Hosenknopf nicht mehr richtig zuging und der Bund ordentlich zwickte oder als der Reißverschluss zu platzen drohte beim Versuch, das Kleid zu schließen, fiel auf, dass sich die Figur ziemlich gewandelt hat. Das ist dann oft der Punkt, an dem wir uns der Veränderung erstmals richtig bewusst werden. Der große Frust setzt ein.

!

Turbo-Diäten machen nicht nur dick, sie können auch bei Gichtkranken einen Gichtanfall auslösen.

Natürlich ist es verständlich, dass wir aus dem Gefühlstief so schnell wie möglich wieder herauskommen und rasch einen Abnehm-Erfolg verzeichnen möchten. Von den Anbietern der unzähligen Wunderdiäten wird die Illusion geschürt, dass das Turbo-Abnehmen tatsächlich funktioniert, dass man quasi im Schlaf sein Traumgewicht erreichen und dauerhaft halten könne.

Diäten – ein schlechter Hexenzauber

Es ist jedoch wissenschaftlich bewiesen, dass bei Turbo-Diäten (die bei Gichtkranken im Übrigen einen Gichtanfall auslösen können!) meist das Gegenteil eintritt. Während einer kurzen Phase von zwei, drei oder vielleicht auch vier Wochen purzeln zunächst tatsächlich ein paar Pfunde. Aber dann bleibt der Zeiger der Waage auf einmal stehen. Oder er klettert sogar wieder nach oben, und zwar in noch höhere Bereiche als vor der Diät!

Wie kommt es dazu? Jede Abspeck-Kur senkt die Stoffwechselrate um 15 bis 30 Prozent. Der Körper schaltet um auf ein Notprogramm und verwertet jegliche zugeführte Nahrung doppelt so gut. Und dabei bleibt er. Sobald man dann – ausgehungert und gierig auf die süßen Sünden – zur alten Ernährungsweise zurückkehrt, steigt das Körpergewicht sofort wieder an.

!

Jede Radikaldiät senkt die Stoffwechselrate um 15 bis 30 Prozent.

Auch ein ständiger Wechsel von großen Essensportionen zur Null-Kalorien-Aufnahme führt nicht zur Speckreduktion, sondern macht dick und erhöht darüber hinaus das Risiko für Essstörungen. Wer nämlich abwechselnd zu viel und zu wenig isst, programmiert sich auf Heißhunger, denn die aufgeblähten Fettzellen geben einmal Erobertes nicht so leicht wieder ab. Und obendrein züchtet er eine Vielzahl von sogenannten Alpha-2-Rezeptoren auf der Oberfläche der Fettzellen heran, die nur eine Aufgabe haben: Fett zu horten – besonders an den typischen Problemzonen Hüfte, Bauch und Oberschenkel.

Das Auf und Ab beim Jo-Jo-Effekt

Wer immer wieder Diäten macht, kennt ihn gut, den Jo-Jo-Effekt: Zunächst sinkt das Gewicht, doch sobald man wieder normal isst, schnellt der Zeiger der Waage nach oben. Woran liegt das? Zum einen lässt eine radikale Unterversorgung mit Kalorien den Grundumsatz sinken. Der Körper ist gezwungen, sich anzupassen und auf „Sparflamme" zu schalten, um sein Überleben zu sichern. Dazu kommt, dass während einer Gewichtsabnahme meist Muskelgewebe abgebaut wird, vor allem dann, wenn man sich nicht viel bewegt. Doch Muskeln verbrennen normalerweise viel Energie. Und schließlich ist der Körper nach einer Diät leichter und braucht weniger Energie als vor dem Abspecken. All das bildet die Basis für eine schnelle Gewichtszunahme, wenn die alten Ernährungs- und Lebensgewohnheiten nach beendeter Diät wieder aufgenommen werden.

Die genetischen Kontrolleure aktivieren

Nach allem, was Sie bis jetzt gelesen haben, ist also klar, dass Diätprogramme und Schlankheitspillen Ihnen nicht dabei helfen, langfristig Ihr Wunschgewicht zu erreichen und dann auch halten zu können. Zum dauerhaften Erfolg führt nur eine Methode, die auf einer ausgewogenen Ernährung basiert und auf die physiologischen und biochemischen Funktionen unseres Organismus abgestimmt ist. Diese Funktionen sind so alt wie der Mensch selbst und in seinen Genen verankert.

!

Die genetischen Schlankheitsprogramme sind so alt wie der Mensch selbst und in seinen Zellen verankert.

Wissenschaftler aus den USA haben erkannt, dass eine derartige Methode die optimale Voraussetzung bietet, um sinnvoll Gewicht zu reduzieren und schlank zu bleiben. Wir müssen die genetischen Urprogramme in uns, die den Fettstoffwechsel kontrollieren und das Körpergewicht ganz automatisch auf einer gesunden Stufe halten, wieder zum Laufen bringen. Diese Programme sind bei uns Menschen wie auch bei den Tieren in jeder Zelle installiert. Denn schließlich hat die Natur für kein Lebewesen auf der Welt Übergewicht vorgesehen. Allerdings wurden die genetischen Kontrolleure von uns durch Wohlstand und Überfluss „müde gemacht". Wir müssen sie nun wieder aktivieren und richtig auf Trab bringen.

Der natürliche Weg zum Wunschgewicht

Die Strategie ist sehr einfach und ganz natürlich. Sie besteht aus nur drei Maßnahmen, die in diesem Buch ausführlich beschrieben werden, abgestimmt auf Gichtpatienten:

- Eine ausgesprochen gesunde, vitalstoffreiche Ernährung mit hochwertigen, purinarmen Lebensmitteln
- Viel sportliche Bewegung, die Ihnen Spaß macht
- Ein gut strukturierter Alltag mit Aktivität und Entspannung, mit ausreichend Schlaf und einem guten Stressmanagement

Damit die Strategie funktioniert, ist es allerdings wichtig, dass Sie sich nicht von falschen Versprechungen locken lassen, dass Sie nicht mehr in die „Schlank-in-zwei-Wochen-Falle“ tappen und stattdessen etwas Geduld aufbringen. Ja, die brauchen Sie! Lassen Sie sich Zeit mit der Gewichtsabnahme, setzen Sie sich langfristige Ziele, gehen Sie alles locker an und erzwingen Sie nichts.

Ihr Weg ist Ihr Ziel. Alles, was Ihnen hilft, das Bewusstsein für Ihren Körper zu stärken, ist gut und sinnvoll für Sie.

!

Lassen Sie sich Zeit mit der Gewichtsabnahme. Ihr Weg ist Ihr Ziel.

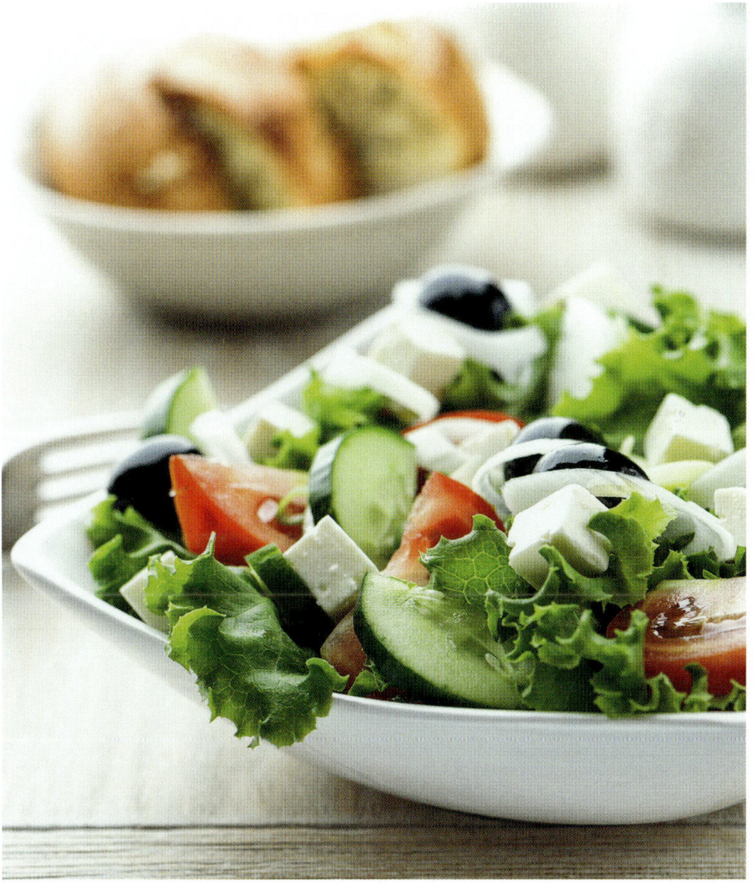

Eine gesunde Ernährung ist der natürlichste Weg zum Wunschgewicht.

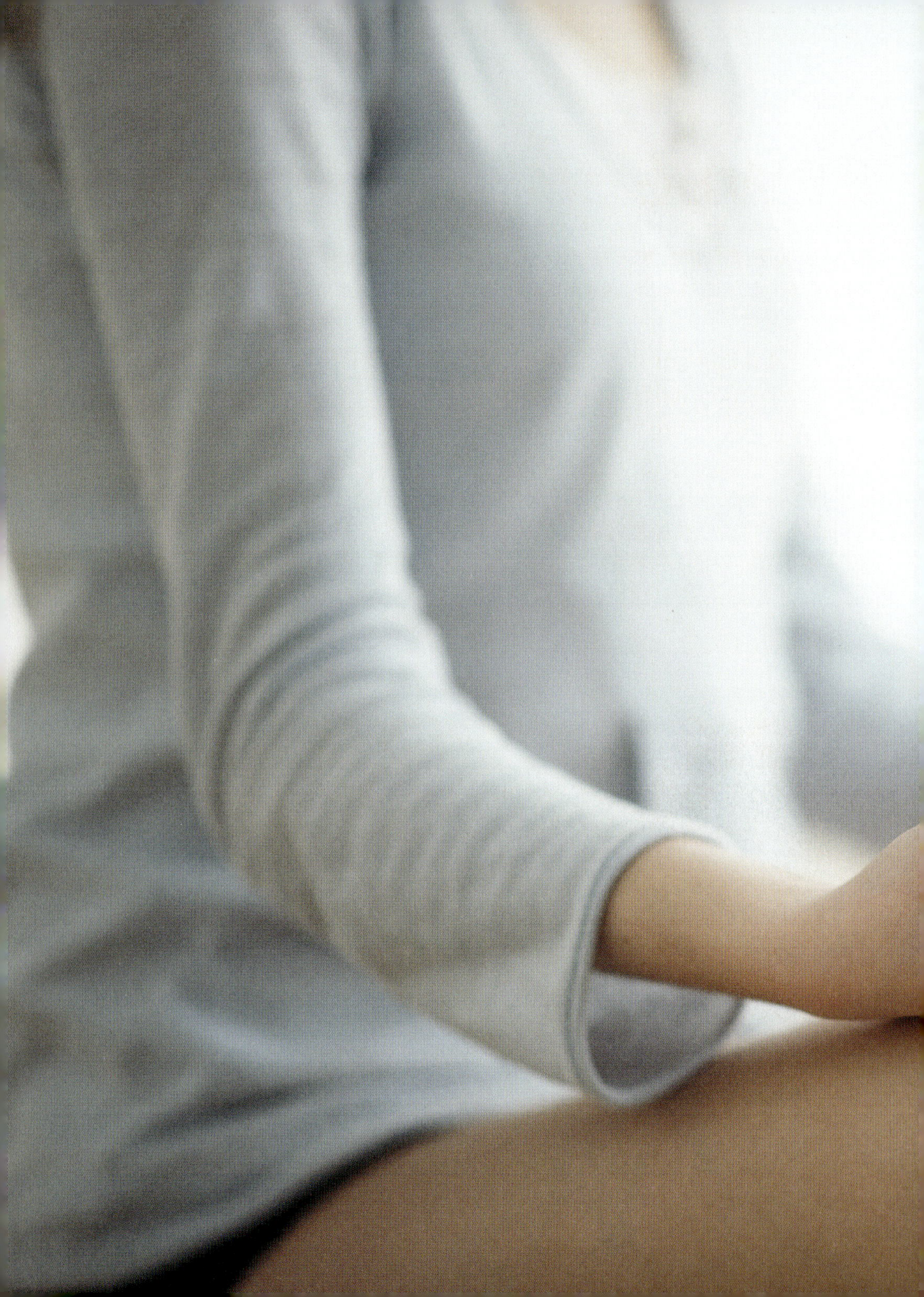

BEWEGUNG UND INNERE HARMONIE

Sich regelmäßig körperlich zu bewegen, hilft nicht nur beim Abnehmen. Bewegung hält den gesamten Organismus gesund und ist für Gichtpatienten eine wichtige Grundlage, um dem Stoffwechselleiden entgegenzuwirken. Auch inwieweit wir in seelischer Balance sind, wirkt sich auf unser körperliches Wohl aus. Hier lesen Sie, wie Sie auf körperlicher, geistiger und seelischer Ebene zu mehr Vitalität und Harmonie gelangen können.

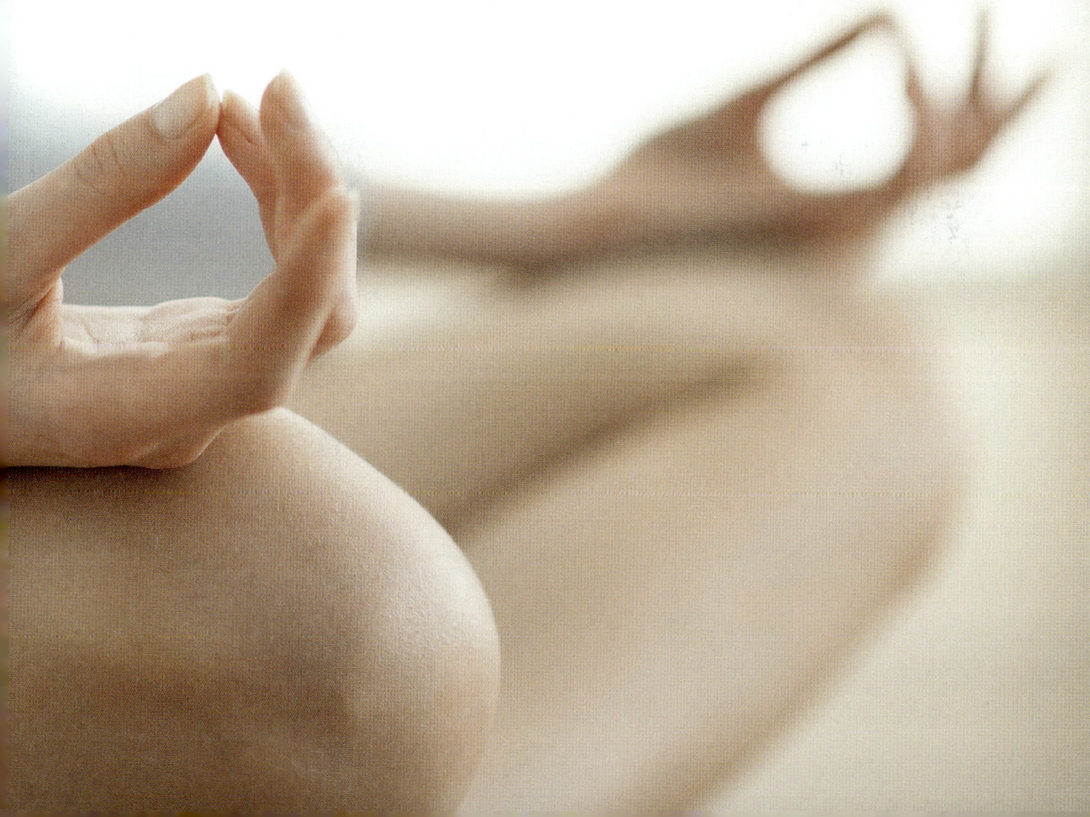

Wie viel Bewegung ist notwendig?

!

Wir müssen uns bewegen, um Kalorien zu verbrauchen.

Vor hundert Jahren lief der Mensch täglich bis zu 30 Kilometer. Heute kommen viele gerade mal auf 300 Meter Fußweg am Tag. Unser Alltag erfordert kaum noch Bewegung. Rolltreppen erleichtern den Aufstieg in die oberen Etagen der Einkaufszentren und das Auto wird selbst für kürzeste Wege aus der Garage geholt. Die Bewegungsarmut greift um sich. Doch um zu sitzen oder zu stehen brauchen wir nicht viel Energie. Um all die Energie zu verbrauchen, die wir mit dem Essen zu uns nehmen, müssen wir uns bewegen. Tun wir das nicht, nehmen wir also mehr Energie auf, als wir verbrauchen, entwickelt sich über längere Zeit Übergewicht – mit allen Folgeerscheinungen wie Probleme mit dem Herz-Kreislauf-System oder dem Stoffwechsel.

Ernährung und Bewegung sind zwei wichtige Faktoren bei Ihrem Ziel effizient abzunehmen. Es gilt, ein gutes Verhältnis zwischen Zufuhr und Bedarf zu schaffen. Wie viel Bewegung empfohlen wird, können Sie der Bewegungspyramide entnehmen (siehe Abbildung). Sie orientiert sich an den definierten Richtlinien der World Health Organisation (WHO).

Täglich 30 Minuten Bewegung im Alltag

Mit einer halben Stunde Bewegung am Tag tun Sie etwas Gutes für Ihre Gesundheit. Dabei sollten Sie leicht außer Atem, aber nicht unbedingt ins Schwitzen kommen. Es genügt also nicht, in der Mittagspause zur Imbissbude und wieder zurück zu schlendern, sondern Sie sollten den Weg in flottem Tempo zurücklegen. Sie können jedoch mehrere Aktivitäten des Tages, die länger als 10 Minuten dauern, zusammenfassen. So zählen zum Beispiel der Weg mit dem Fahrrad zur Arbeit, der Hausputz, die Gartenarbeit und zügiges Gehen, um Besorgungen zu erledigen.

Der Begriff „Ausdauertraining“ klingt anstrengender, als er ist. Damit ist kein Marathonlauf gemeint, sondern drei Mal die Woche ein Training zwischen 20 und 60 Minuten, bei dem Sie leicht ins Schwitzen kommen und etwas schneller atmen müssen. Sie sollten sich in jedem Fall noch unterhalten können! Es gibt eine große Auswahl an verschiedenen Ausdauersportarten: Joggen, Walken, Fahrrad fahren, Schwimmen, Inline-Skaten, Aerobic oder Skilanglauf.

Mit Krafttraining zwei Mal in der Woche erhalten Sie Ihre Muskulatur oder bauen sie – je nach Intensität – sogar auf. Hierzu müssen Sie nicht unbedingt an Geräten im Fitnessstudio trainieren, Sie können das Krafttraining auch zu Hause mit dem eigenen Körpergewicht oder kleinen Hilfsmitteln absolvieren, zum Beispiel mit Hanteln oder gefüllten Wasserflaschen, einem Theraband oder einem Fitness-Tube. Bewegung hält beweglich, jung, der Körper bleibt geschmeidig.

Dehnen bzw. Stretching ist genauso wichtig wie das Kraft- oder Ausdauertraining. Können Sie in der Vorbeuge Ihre Fußze-

Kinder 60+ bewegte Minuten täglich
Erwachsene 30+ bewegte Minuten täglich
Sitzende Freizeit: je weniger, desto besser
Sitzende Freizeit: je weniger, desto besser
Kräftigender Sport: 2–3 x pro Woche, nach Lust und Laune
Kräftigender Sport: 2–3 x pro Woche, mindestens 10 Minuten
Alltags- und Ausdauerbewegung:
Ausdauersport: mindestens 20 Minuten
zusammen mindestens eine Stunde täglich
Alltagsbeswegung: täglich mindestens 30 Minuten
Abgewandelt von: www.forum-ernaehrung.at

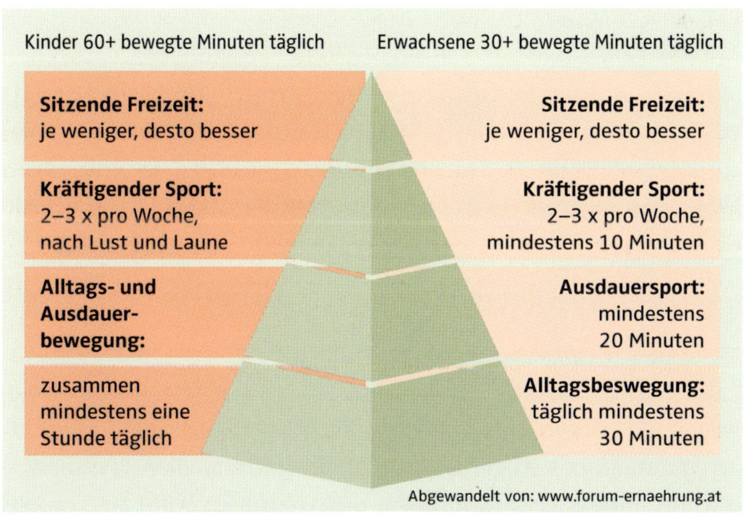

Die Bewegungspyramide für Kinder und Erwachsene.

!

Trainieren Sie gemeinsam mit einem Freund oder einer Freundin. Das motiviert und macht noch mehr Spaß.

hen mit den Fingerspitzen erreichen? Schaffen Sie es, beide Hände hinter Ihrem Rücken ineinander zu verschränken, die Arme lang nach hinten auszustrecken und die Handballen dabei fest zusammenzupressen?

Mit jeder weitergehenden sportlichen Aktivität ist das gemeint, was Ihnen über das Ausdauer- und Krafttraining hinaus Spaß macht und Ihren individuellen Vorlieben entspricht. Der eine ist zum Beispiel ein leidenschaftlicher Bergwanderer, der andere spielt gern Fußball.

Sport hilft, Stoffwechselleiden zu verhüten – und nicht nur die Gicht

Es ist wissenschaftlich erwiesen, dass regelmäßige körperliche Aktivität die Gesundheit fördert, fit macht und chronische Krankheiten – vor allem Stoffwechselleiden – zu verhüten vermag. Sport bringt den ganzen Organismus auf Trab: Er tankt zehnmal mehr Sauerstoff als in Ruhephasen. Der Sauerstoff fließt in alle Zellen, versorgt die Organe mit neuer Energie. Der Stoffwechsel wird angekurbelt, die Durchblutung verbessert sich, die Zellen verbrennen die Nahrungsbausteine – vor allem Fett – viel rascher und scheiden Schlackenstoffe schneller aus. Wer sich viel bewegt, baut Knochen und Muskeln auf. Am besten ist jede Form des Laufens: Dabei werden die meisten Muskeln beansprucht, nämlich 70 Prozent. Natürlich können Sie aber auch Mountainbiken, Schwimmen, Skaten oder Skifahren. Hauptsache, es macht Ihnen Spaß und Sie bewegen sich regelmäßig. Das ist ganz wichtig!

Walken – das ideale Outdoor-Training

Laufen ist eine der schönsten und effektivsten Arten sich zu bewegen. Für Patienten mit Gicht stellt Walken eine der Top-Sportarten dar, da es sich ganz leicht an die individuellen Bedürfnisse und die individuelle Kondition anpassen lässt. Und wie gesagt:

Bei keiner anderen Bewegungsform werden so viele Muskeln beansprucht wie beim Laufen. Laufen kann jeder – auch der Ungeübte. Nur bei Rücken- oder Gelenkproblemen ist Radfahren oder Schwimmen zu bevorzugen. Sie brauchen keine aufwendige Ausrüstung und können fast überall loslegen. Für das körperliche Training ist natürlich am besten, recht flott und zügig zu laufen. Wenn Ihnen Joggen aber zu anstrengend und flottes Spazierengehen zu langweilig ist, versuchen Sie es mal mit Power-Walking. Es ist die sportliche Version des Gehens und die kleine Schwester des Joggens. Walken hat eine ganze Menge Pluspunkte zu bieten,

!

Für Gichtpatienten ist Walken ideal. Es lässt sich leicht an die individuellen Bedürfnisse und die individuelle Kondition anpassen.

Schmerzhafte Gelenke und Übergewicht: trotzdem Sport?

Viele Gichtpatienten empfinden die Empfehlung, Sport zu treiben, als vollkommen unrealistisch. Zu lange waren sie Bewegungsmuffel, die Gelenke sind steif und schmerzen, die überschüssigen Pfunde lähmen den Körper. Doch ist Bewegung genau das, was ihnen aus der Krankheitsfalle hilft. Die Gelenke werden nach und nach wieder elastischer, die Schmerzen schwinden, die Pfunde purzeln schneller und langfristig können sogar die Stoffwechselparameter normalisiert werden, was bedeutet, dass die Gicht geheilt werden kann.

Natürlich können und sollen Sie, wenn Sie seit Jahren keine Turnschuhe mehr an den Füßen hatten, nicht gleich von Null auf Hundert starten. Das wäre eher kontraproduktiv, denn es würde die Schmerzen an den Gelenken verstärken sowie das Herz-Kreislauf-System zu stark belasten. Aber jeder kann langsam anfangen, zum Beispiel mit einer leichten Atem- und Bewegungsübung, einem Spaziergang im Park oder Wald. Dies schadet nicht und stellt einen guten Einstieg in ein Bewegungsprogramm dar, das sich nach und nach steigern lässt. Am nächsten Tag dehnen Sie die Übung oder den Spaziergang aus oder laufen etwas schneller. Schon bald werden Sie spüren, dass sich im Körper etwas verändert und die Bewegung immer leichter fällt. Und das ist eine große Motivation, am Ball zu bleiben und jeden Tag ein Stück mehr Gesundheit zurückzugewinnen!

zum Beispiel erfordert es keine Vorübung und Sie können gleich stramm losmarschieren. Es wirkt sich nicht nur positiv auf Herz und Kreislauf aus, sondern steigert auch die Leistungsfähigkeit des Gehirns und senkt den Cholesterinspiegel. Die Verletzungsgefahr ist im Gegensatz zum Joggen gleich Null.

So walken Sie richtig

Das brauchen Sie

- Eine halbe Stunde Zeit (drei Mal pro Woche)
- Ein Gelände mit ebenen Wegen, beispielsweise Wald und Wiesenwege oder der Stadtpark
- Gute Laufschuhe

So geht's

- Im gewohnten Gehtempo anfangen
- Arme locker schwingen lassen
- Nun die Ellenbogen im 90-Grad-Winkel abknicken
- Dabei Tempo steigern, Schritte verkürzen
- Die Arme schwingen nun automatisch in Gegenrichtung zu den Beinen mit
- Die Gesichtsmuskeln sollen entspannt sein, das überträgt sich auf den Körper
- Schultern und Bauchmuskulatur locker lassen
- Bei dem Tempo bleiben, bei dem Sie sich am wohlsten fühlen
- Wer sich fit fühlt, kann den Trainingseffekt mit Hanteln oder Gewichtsmanschetten intensivieren

Das richtige Outfit fürs Walken

Laufschuhe

- Nur in Fachgeschäften kaufen, keine Kompromisse eingehen
- Nicht Design, sondern Passform ist wichtig
- Das Obermaterial der Schuhe muss weich sein, sodass jegliche Reibung am Fuß vermieden wird

- Die Sohle soll aus zwei Schichten bestehen, mit einer keilförmigen, federnden Zwischensohle, die dämpfend wirkt
- Zur Entlastung der Achillessehne sollte die Ferse etwa eineinhalb Zentimeter höher sein als die Sohle
- Der Absatz muss eine breite Auflage bieten
- Die Fersenkappe muss stabil sein
- Da der Fuß gerade beim Walken etwas anschwillt, sollte zwischen Schuhspitze und großem Zeh eine Daumenbreite Platz sein. Die Schuhe also immer eine Nummer größer kaufen

Sportkleidung

- Nach dem Zwiebelprinzip anziehen, damit Sie bei Bedarf immer etwas zum Aus- und Anziehen haben
- Besser Synthetik statt Baumwolle, denn Baumwolle saugt Feuchtigkeit auf und speichert sie. Die Kleidung wird schnell nass, das Erkältungsrisiko ist höher
- Gute Synthetik-Sportkleidung, die Profis tragen, ist atmungsaktiv und lässt die Feuchtigkeit schnell verdampfen. Empfehlenswert sind Goretex und Sympatex
- Frauen mit einer größeren Brust brauchen einen guten, stabilen Sport-BH, da beim Walken die Haltebänder der Brust belastet werden

Weitere empfehlenswerte Sportarten für Gichtpatienten

Neben dem Walken gibt es natürlich noch andere Sportarten, die für Gichtpatienten gut geeignet sind. Insbesondere wenn Sie Probleme mit Ihren Gelenken haben, müssen Sie dies bei der Auswahl berücksichtigen. Mit Walken, Schwimmen oder Fahrradfahren trainieren Sie den Körper auf schonende Weise und steigern die Fitness. Asiatische Bewegungsübungen wie Tai-Chi oder Qigong sind ebenfalls gelenkschonende und effektive Übungsformen.

Weniger geeignet sind alle Sportarten, bei denen die Gelenke durch schnelle, ruckartige Bewegungen strapaziert werden, wie

!

Bei einem akuten Gichtanfall dürfen Sie nicht trainieren.

Fußball, Badminton oder Squash. Auch großer Druck auf die Gelenke, der zum Beispiel beim Trampolinspringen oder Joggen entsteht, sollte vermieden werden.

Was Sport bei Gichtpatienten bewirkt

Bewegung wirkt sich positiv auf den Stoffwechsel aus und ist daher gut für Gichtkranke. Darüber hinaus hat Sport einige ganz konkrete positive Wirkungen auf die Krankheit.

- Entzündungsreaktionen werden gedämpft.
- Schmerzen werden gemildert.
- Die Gelenke werden geschützt, von Gicht betroffene Gelenke behalten ihre Beweglichkeit.
- Die Ablagerung von Urat (Salz der Harnsäure) wird verhindert.
- Die Ausscheidung von Harnsäure über die Nieren wird erhöht und damit das Risiko für Gichtanfälle verringert.

Großer Fitness-Check

!

Für Sie als Gichtpatient ist es besonders wichtig, erst einmal zu schauen, wie fit Sie sind.

Ausdauertraining ist die Basis für die meisten Sportarten. Durch das Training werden Herz und Kreislauf in Bewegung gehalten und die Abwehrkraft des Körpers wird verbessert. Wer seine Ausdauer regelmäßig trainiert, ist insgesamt belastbarer. Koordinationsvermögen und Flexibilität von Geist und Körper ist immer dann gefordert, wenn wir auf ungewohnte Situationen reagieren müssen. Dieses ausgeklügelte Zusammenspiel von Muskeln und Nerven wird ebenfalls trainiert, wenn wir uns regelmäßig bewegen. Zu alledem gesellt sich dann noch die Kraft der Muskeln, die wir durch Bewegung entwickeln, aber auch stärken können.

Auf diesen drei Säulen – Ausdauer, Koordinationsvermögen, Kraft – ruhen Sportlichkeit und Beweglichkeit, und das völlig unabhängig vom jeweiligen Typ. Eine ideale Sportart bietet von allem etwas, die Gewichtung sollte sich nach dem individuellen Typ richten und an die Bewegungsgewohnheiten im Alltag angepassst sein. Typische „Bewegungssünden“ wie stundenlanges Sitzen oder Stehen sollten gezielt ausgeglichen werden, denn diese bewirken, dass Knochen, Muskeln und Sehnen zu wenig oder einseitig belastet werden. Die Folgen: verringerte Muskelkraft, mangelnde Koordination, Verspannungen, Schmerzen und viele andere Probleme.

Testen Sie Ihre Kraft, Ausdauer und Koordination

Mit den folgenden Übungen können Sie testen, wie es um Ihre Gelenkigkeit, Kraft und Ausdauer steht. Machen Sie den Test in aller Ruhe, Sie brauchen dafür nicht mehr als 20 Minuten.

Wenn Ihnen die Übungen Spaß machen, können Sie sie in Ihr tägliches Fitness-Programm einbauen.

Die Übungen

1. Zehenfangen

Setzen Sie sich auf den Boden, die Beine sind gestreckt. Beugen Sie sich ganz langsam nach vorn und versuchen Sie mit den Händen die Zehen anzufassen. Wenn Sie das schaffen, können Sie sich 10 Punkte anrechnen. Berühren Sie dazu noch mit dem Kopf die Knie, dürfen Sie 20 Punkte aufschreiben.

2. Kniebeugen

Sie stehen mit geschlossenen Beinen, die Arme sind vor der Brust gestreckt. Gehen Sie nun, ohne den Oberkörper nach vorn zu beugen, nur so weit in die Knie, dass Sie mit dem Po nicht die Waden berühren, dann wieder nach oben. Die Übung sollte eine halbe Minute dauern. Jede Kniebeuge bringt einen Punkt.

3. Liegestütze

Sie brauchen einen Stuhl und ein Taschentuch. Gehen Sie vor dem Stuhl in den Liegestütz, die Arme durchgestreckt, den Rücken gerade. Zwischen den Händen liegt das Taschentuch. Legen

Sie nun das Tuch mit der rechten Hand auf den Stuhl, verlagern Sie das Gewicht dabei auf den linken Arm. Dann die Seiten wechseln und das Tuch mit der linken Hand wieder zurück auf den Boden. Diesen Vorgang wiederholen Sie eine halbe Minute lang. Immer wenn das Taschentuch wieder zwischen den Händen liegt, ernten Sie 2 Punkte.

4. Windpower

Diese Übung ist eine reine Geschicklichkeitsübung. Stellen Sie sich mit leicht gespreizten Beinen hin und strecken Sie die Arme senkrecht in die Luft. Starten Sie nun mit dem rechten Arm Kreisbewegungen nach vorn, als würden Sie im Wasser kraulen. Gleichzeitig drehen Sie mit dem linken Arm Kreisbewegungen nach hinten wie beim Rückenschwimmen, nach 15 Sekunden wechseln Sie die Bewegungen der Arme. Gelingt die Übung problemlos, ernten Sie 20 Punkte; ist es nicht ganz so gut, können Sie immerhin 10 Punkte für sich verbuchen.

5. Fliegengewichte

Sie brauchen zwei Tetrapak Milch (alternativ nehmen Sie zwei gleich schwere Bücher). Sie liegen auf dem Boden, in jeder Hand ein Tetrapak. Die Arme sind vom Körper weggestreckt. Nun führen Sie die Tetrapaks mit fast durchgestreckten Armen oben über der Brust zusammen, dann wieder in die Ausgangslage, allerdings ohne dass sie den Boden berühren. Das Ganze machen Sie wieder eine halbe Minute lang. Für jedes Mal, wenn die Tetrapaks über der Brust aufeinandertreffen, gibt es einen Punkt.

6. Beinschere

Setzen Sie sich auf den Boden und verschränken Sie die Arme vor der Brust. Heben Sie die durchgestreckten Beine ungefähr 30 bis 50 Zentimeter an. Verlagern Sie das Gleichgewicht dabei leicht nach hinten. Nun scheren Sie das linke Bein unter das rechte und das rechte unter das linke. Eine halbe Minute lang durchhalten. Jede Schere gibt einen Punkt.

7. Stepptanz

Steigen Sie auf einer Treppenstufe oder einem Stepper 30 Mal pro Minute auf und ab. Halten Sie den Rhythmus 3 Minuten lang durch. Haben Sie es geschafft, ohne sehr aus der Puste zu sein? Prima: 25 Punkte. Wenn Sie ein bisschen atemlos sind, können Sie sich immerhin 12 Punkte geben.

Auswertung

Tragen Sie Ihre erreichten Punkte in diese Tabelle ein. Zum Vergleich finden Sie in der Klammer das optimale Ergebnis:

1. ______________________ (20)
2. ______________________ (20)
3. ______________________ (20)
4. ______________________ (20)
5. ______________________ (25)
6. ______________________ (38)
7. ______________________ (25)

Gesamtpunktzahl: ________ (168)

129 bis 168 Punkte: Hervorragend. Sie sind topfit! Wenn Sie diesen Stand halten, brauchen Sie sich um Ihre körperliche Fitness keine Gedanken zu machen.

89 bis 128 Punkte: Ihre sportlichen Leistungen sind gut und in einigen Bereichen sogar sehr gut. Dort, wo Sie weniger Punkte erreicht haben, können Sie gezielt üben, um sich noch weiter zu verbessern. 

49 bis 88 Punkte: Sie können durchaus zufrieden mit sich sein, die Leistung entspricht dem Durchschnitt. Sie können sie aber noch steigern, allein dadurch, dass Sie die Testübungen regelmäßig machen.

Weniger als 48 Punkte: Fitness ist nicht Ihre Stärke. Sie sollten anfangen etwas zu tun – und wenn es zunächst nur fünf Minuten am Tag sind. Sie werden aber ganz schnell merken, wie gut Ihnen das Training tut und sichtbaren Erfolg erzielen!

Ausreden gibt's nicht

„Ich würde ja gerne Sport machen, aber ..." Hand aufs Herz: Wie oft haben Sie sich mit diesem kleinen Wörtchen „aber" alle gute Vorsätze wieder zunichte gemacht? Na ja, wenigstens sind Sie nicht alleine damit. Hier nenne ich ein paar klassischen Ausreden und gebe Ihnen Tipps, wie Sie sich trotzdem motivieren können.

„Ich renne doch sowieso schon den ganzen Tag herum"

Klar, ein schneller, hektischer Lebensstil kann Sie auf gewisse Weise fit halten. Aber „die Treppe statt des Aufzugs zu benutzen" gilt nicht als Entschuldigung dafür, dass man keinen Sport treibt. Diese Form der Bewegung reicht nämlich längst nicht aus, um wirklich körperliche Veränderungen herbeizuführen.
Tipp: Suchen Sie sich eine Sportart, die Ihren Alltag ergänzt oder ausgleicht, zum Beispiel Schwimmen, Volleyball, Squash oder Gymnastik.

„Ich kann mich nicht aufraffen"

Das ist eines der häufigsten Probleme: Man bringt einfach nicht die Energie auf, um Sport zu machen. Immer ist alles andere wichtiger, oder Sport erscheint einem einfach zu anstrengend.

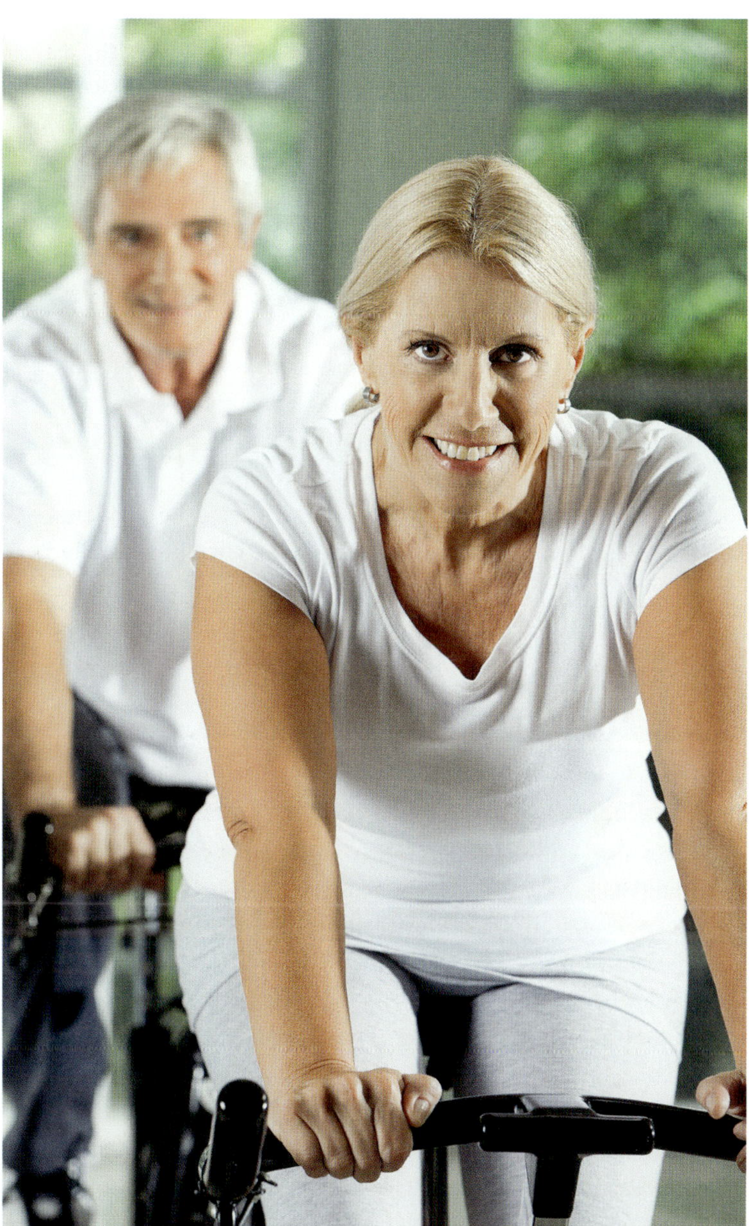

Halten Sie sich vor Augen, dass Sport Ihnen Energie gibt!

Tipp: Halten Sie sich vor Augen, dass Sport Ihnen Energie gibt und nicht nimmt. Nach dem Training fühlen sich aktiver, vitaler und sind viel besser drauf. Verabreden Sie sich zum Sport. So müssen Sie einen Termin einhalten und haben gar nicht die Wahl, hin und her zu überlegen, ob Sie nun losgehen oder nicht. Wenn Sie erst einmal angefangen haben, spüren Sie, wie gut Ihnen der Sport tut.

!

Suchen Sie sich eine Sportart aus, die Ihnen Spaß macht! Das ist die wichtigste Voraussetzung dafür, dass Sie dabei bleiben.

„Ich sehe keine Ergebnisse"

Wer glaubt, nach zweimal Joggen schon ein Kilo abgenommen zu haben, wird schnell gefrustet sein. Sie brauchen schon ein bisschen Ausdauer und Geduld, bis die positiven Wirkungen des Trainings auch messbar sind.

Tipp: Trainieren Sie regelmäßig und machen Sie jeden Monat ein Foto von sich. Dann werden Sie sehen, wie die Pölsterchen nach und nach schwinden und Ihre Figur immer schöner wird.

„Ich halte das Trainingsprogramm bestimmt nicht durch"

Diese Angst vor dem Versagen entsteht, wenn Sie sich von Anfang an zu viel vornehmen und mit zu großen Zielen und zu hohen Erwartungen ins Trainings-Programm einsteigen.

Tipp: Machen Sie sich einen Trainingsplan: Fangen Sie mit leichten Übungen an, stecken Sie Ihre Ziele anfangs nicht zu hoch und steigern Sie sich langsam. Zum Beispiel: Beginnen Sie damit, 10 Minuten täglich langsam zu laufen, dann erhöhen Sie die Zeit und nach und nach auch das Tempo.

„Sport ist auf Dauer langweilig"

Vielleicht haben Sie schon häufiger mal Sport gemacht und nach einer Weile immer aufgehört, weil Sie keine Lust mehr hatten. Oft ist anfangs noch alles neu und spannend, Sie sind begeistert dabei. Doch dann kommt die Gewöhnungsphase, das Programm wird langweilig und eintönig.

Tipp: Machen Sie sich klar, dass die Gewöhnungsphase nur eine Übergangserscheinung ist und halten Sie durch! Wenn Sie diese Phase hinter sich gebracht haben, kommt das dritte Stadium: Jetzt können Sie das Training richtig genießen und die positive Wirkung voll ausschöpfen. Bei einigen Sportarten können Sie auch variieren: Suche Sie sich zum Beispiel verschiedene Laufstrecken, im Wald, an einem See entlang, durch den Park. Auch dies bringt Abwechslung.

„Ich habe zu wenig Zeit"

Bei vielbeschäftigen Managern oder Karrierefrauen ist Zeitmangel eine beliebte Ausrede. Zu viel Arbeit, zu viele Termine, der Tag hat nur 24 Stunden.
Tipp: Machen Sie sich bewusst, dass Sport Ihnen Zeit schenkt! Sie tanken Energie, sind ausgeglichener, leistungsfähiger und können Ihre Arbeit schneller und konzentrierter erledigen. Und das Wichtigste: Sport schenkt Ihnen Gesundheit!

Stress bringt uns aus dem Gleichgewicht

Einer der häufigsten Faktoren, die uns aus der Balance bringen und unser körperliches, geistiges und seelisches Wohl gefährden, ist Stress – und zwar Stress der negativen Art. Die Wissenschaftler bezeichnen ihn als Disstress und unterscheiden ihn von dem gesunden, leistungsfördernden, motivierenden Eustress. Warum sind wir alle derart gestresst? Von großem Einfluss sind die heutigen Lebens- und Arbeitsbedingungen mit Reizüberflutung, Hektik, starker Arbeitsbelastung, Termindruck, Zeitmangel und Mobbing. Dazu kommen weitere Faktoren wie familiäre Konflikte, Trennungen, Verluste oder finanzielle Probleme. Zu dramatischen Zahlen kommt der Stressreport Deutschland, der im Jahr 2013 von der Bundesanstalt für Arbeitsschutz und Arbeitsmedizin veröffentlicht wurde: Im Jahr 2011 wurden bundesweit 59,2 Millionen Arbeitsunfähigkeitstage aufgrund psychischer Erkrankungen registriert. Psychische Erkrankungen seien mittlerweile auch der häufigste Grund für Frühverrentungen.

!

Als Disstress bezeichnet man lang andauernden starken Stress, der überfordert und krank machen kann.

Krank durch Disstress

Viele Menschen leben in einer Nonstop-Gesellschaft, sagen Stressforscher. Sie rasen im Höchsttempo auf der Überholspur durchs Leben, gönnen sich keine Ruhe, keine Pausen, keinen Ausgleich. Aber nicht nur permanente *Über*forderung versetzt den Organismus in krank machenden Stresszustand. Nach wissenschaftlichen Untersuchungen führt auch andauernde *Unter*forderung zum Disstress. Studien zeigen, dass beispielsweise Singles, die sehr isoliert leben, durch ihre Einsamkeit und Langeweile stärker emotional gestresst und für Störungen anfällig sind. Heftig schlägt sich der Disstress auch bei Menschen nieder, die sich nicht gut behaupten können, ihre Gefühle unterdrücken und unter mangelndem Selbstwertgefühl leiden. Dauerfrust, verdrängte Emotionen, schwelende Konflikte und Ängste sind also ebenso starke Stressoren wie Hektik und Chaos.

Negativer Stress wirkt sich auf den Körper und die Psyche aus. Er kann zahlreiche körperliche und seelische Beschwerden nach sich ziehen.

- Akuter Stress treibt den Blutdruck nach oben, verursacht Schweißausbrüche und Herzrasen.
- Chronischer Stress belastet Herz und Kreislauf, schwächt das Immunsystem, bringt den Stoffwechsel aus den Fugen, lähmt den Geist, drückt auf die Seele.
- Dauerstress kann bis zum Burn-out-Syndrom führen, zum Gefühl des völligen Ausgebranntseins. Er kann das komplexe Regulationssystem unseres Organismus so nachhaltig schädigen, dass es kein Zurück mehr gibt.

Was tun gegen Stress?

Jeder Mensch reagiert anders auf Stress. Während der eine in einem Power-Alltag mit Rundum-Programm nur so vor Tatendrang strotzt, kriecht ein anderer bereits bei kleinen Herausforderungen auf dem Zahnfleisch und rutscht in eine ernste Krise. Fühlt sich der eine in der Beschäftigung mit sich selbst glücklich und zufrieden, gerät ein anderer schon in Panik, wenn er nur mal einen halben Tag allein ist. Deshalb gibt es auch kein Patentrezept, um sich negativen Stress vom Leibe zu halten. Jeder muss für sich selbst herausfinden, welcher „Stresstyp" er ist und welche Techniken ihm am besten helfen, um innere Ausgeglichenheit und Lebenskraft wiederzuerlangen. Allerdings können einige Regeln helfen, negativen Stress in unserem Leben zu reduzieren.

Auf den körpereigenen Rhythmus achten

Jeder Mensch hat einen natürlichen Grundrhythmus mit einem Wechselspiel von Aktivität und Ruhe, in der Fachsprache wird dies als Basis-Ruhe-Aktivitäts-Cyclus (BRAC) bezeichnet. Dies ist ein rund zweistündiger Rhythmus, der aus einer ca. 90-minütigen Aktivierungsphase und einer ca. 30-minütigen Deaktivierungsphase besteht. Der Organismus durchläuft also etwa alle 90 Minuten ein kleines Leistungstief: Sie werden müde, unkonzentriert und verlieren an Energie. Finden Sie Ihren eigenen BRAC heraus und legen Sie in den Tief-Phasen kleine Pausen ein. Schalten Sie für 15 bis 30 Minuten ab, ruhen Sie sich aus, tun Sie etwas Entspannendes.

!

Wenn Sie Ihr Leistungstief ständig ignorieren oder mit Kaffee unterdrücken, bringen Sie Ihr Körper-Seele-Gleichgewicht durcheinander.

Machen Sie außerdem mindestens einmal am Tag einen „Minischlaf". Dieser Tagesschlaf hat eine hohe regenerative Kraft. Sie können im Sitzen oder Liegen schlafen, wie Sie sich am wohlsten fühlen. Schalten Sie Störquellen aus (Telefon, Radio etc.). Schlafen Sie 10 bis 20 Minuten, aber nicht länger. Nach diesem Kurzschlaf sind Ihre Energiespeicher aufgetankt und Sie können sich wieder mit voller Kraft Ihrer Arbeit widmen.

Ausreichend schlafen

Im Schlaf regeneriert sich der Körper und holt sich neue Energie für den Tag. Ausreichender Nachtschlaf von mindestens sechs, besser sieben bis acht Stunden ist daher eine der wichtigsten Quellen für Kraft und Vitalität. Studien beweisen: Wer jede Nacht weniger als sechs Stunden schläft, stresst seinen Organismus, raubt ihm die Erholungsphasen und erhöht das Risiko für Krankheiten. Gönnen Sie sich deshalb den Schlaf, den Sie brauchen, und zwar möglichst immer zu den gleichen Zeiten. Bereiten Sie sich schon am Tag auf die Ruhe der Nacht vor, indem Sie zum Beispiel abends nichts Schweres mehr essen und ab einer bestimmten Uhrzeit keine Aufputschmittel wie Kaffee zu sich nehmen.

Gutes Zeitmanagement betreiben

Gerade in der heutigen Leistungsgesellschaft haben viele Menschen zunehmend Probleme, sich die Zeit vernünftig einzuteilen und nur so viele Aufgaben zuzumuten, wie sie auch wirklich bewältigen können. Sie packen den Tag voll mit Terminen, machen viele Dinge gleichzeitig und sind frustriert, wenn sie „der Zeit immer hinterherhinken“ und gar nichts mehr geregelt bekommen. Planen Sie sinnvoll, schreiben Sie sich zum Beispiel auf, welche Aufgaben in der nächsten Woche anstehen und wie viel Sie an einem Tag erledigen können. Kalkulieren Sie lieber mehr Zeit für die einzelnen Tätigkeiten ein. Wenn Sie früher fertig sind, umso besser – dann können Sie die „freie“ Zeit für Ihr eigenes Wohlbefinden nutzen.

Negative Gefühle entschärfen

Hand aufs Herz: Sind Sie schon öfters mal völlig „ausgeflippt“, haben getobt, gebrüllt, geweint oder gezankt, obwohl es die Sache überhaupt nicht wert war? Unangemessene Gefühlsausbrüche können – wenn sie gehäuft auftreten – zu gefährlichen

Stressoren werden, weil sie den ganzen Organismus in Aufruhr bringen. Überprüfen Sie sich deshalb kritisch: Ist die Auseinandersetzung wirklich wichtig? Sind meine Reaktionen angemessen? Gibt es andere Lösungsmöglichkeiten, die meine negativen Empfindungen verschwinden lassen? Wenn Ihre Emotionen öfter mit Ihnen durchgehen, sollten Sie Übungen zur schnellen Entspannung erlernen (siehe Seite 70). Sie können Ihr Gemüt beruhigen und Stress auslösende Gefühlswallungen entschärfen.

Wie durch Stress der Stoffwechsel aus den Fugen gerät

Was ist Stress eigentlich genau? Äußere Reize, sogenannte Stressoren, lösen im Körper verschiedene physische und psychische Reaktionen aus. Stressoren können Lärm, grelles Licht, große Menschenansammlungen, aber auch Termin- und Konkurrenzdruck, Ängste, Sorgen und vieles mehr sein. Wirken die Stressoren langfristig auf den Organismus, kommt es zu Störungen und Krankheiten. Hervorgerufen werden diese durch verschiedene Mechanismen: Der Körper schüttet die Botenstoffe Adrenalin und Cortison aus, daraufhin pumpt das Herz schneller und mit größerem Druck. Kurzfristig ist diese Reaktion nicht schädlich, sondern sogar angemessen, da sie die Leistungsfähigkeit erhöht. In früheren Zeiten diente dieser Mechanismus dem Überleben, unter dem Adrenalinausstoß konnten unsere Vorfahren nämlich schneller vor Bedrohungen flüchten und sich in Sicherheit bringen. Sind aktivitätssteigernde Botenstoffe jedoch anhaltend erhöht, hat das langfristig fatale Folgen: Es kommt zu Bluthochdruck und Arteriosklerose, außerdem bilden sich unter Dauerstress bestimmte Proteine, die Entzündungen und degenerative Veränderungen hervorrufen, wie Heidelberger Forscher herausgefunden haben. Aufgrund der hohen seelischen Belastung durch ständigen Stress neigen viele Betroffene zudem dazu, sich mit Schokolade oder anderen Nahrungsmitteln zu trösten oder mit Alkohol zu entspannen. So entsteht rasch ein Teufelskreis, denn eine unausgewogene Ernährung

!

Eine Vielzahl von Krankheiten wird durch Stress verursacht oder negativ beeinflusst.

und ein hoher Alkoholkonsum führen wiederum zu chronischen Störungen und stellen einen Risikofaktor für Herz-Kreislauf-Krankheiten und Erkrankungen des Stoffwechsels dar.

Gicht durch Stress?

Gicht ist keine direkte Folge von Stress – es ist ja hinreichend bekannt, dass vor allem entgleiste Stoffwechselparameter die Erkrankung verursachen. Aber Forscher wissen heute, dass Disstress indirekt für eine ganze Kaskade an Krankheiten verantwortlich sein kann – darunter auch für Gicht. Das ist nicht verwunderlich: Wer ständig gestresst ist, neigt dazu, diesem Druck zu entfliehen, etwa durch mehr und ungesundes Essen, durch den Konsum von Alkohol und vieles mehr. Das schlägt sich auf den Stoffwechsel nieder und vermag Krankheiten wie eine Gicht zu begünstigen.

Entspannung und innerer Ausgleich

Es gibt zahlreiche Entspannungsformen, die helfen, anders mit Stress umzugehen. Mit ihnen lassen sich Stresssymptome verringern und das innere Gleichgewicht kann wieder hergestellt werden. Nicht zuletzt sind sie für oft steife Gichtpatienten auch eine sanfte Bewegungsform.

Hier stelle ich Ihnen das autogene Training, Atemübungen, Yoga und Meditation vor. Qi Gong und Tai Chi aus der Traditionellen Chinesischen Medizin werden ab Seite 97 beschrieben.

Autogenes Training

Beim autogenen Training lernen Sie, mit Hilfe festgelegter Formeln in einen Zustand tiefer Entspannung zu gelangen. Sie können es in drei Positionen durchführen:

1. Im Liegen, auf einer weichen, bequemen Unterlage

2. In der „Kutscherstellung“, also auf einem Stuhl sitzend, Arme und Schultern hängen locker herab
3. Im Sitzen mit aufrechtem Kopf, die Hände ruhen auf der Brust auf der Höhe des Schlüsselbeins

Schwereübung

Setzen oder legen Sie sich entspannt hin. Schließen Sie die Augen und sagen Sie sich in Gedanken die folgenden Sätze vor. Wiederholen Sie jeden Satz dreimal. Beginnen Sie mit Ihrer dominanten Hand, bei Rechtshändern also die rechte, bei Linkshändern die linke Hand.

- Mein rechter Arm ist angenehm schwer.
- Mein linker Arm ist angenehm schwer.
- Mein rechtes Bein ist angenehm schwer.
- Mein linkes Bein ist angenehm schwer.
- Mein ganzer Körper ist angenehm schwer.

Zum Beenden der Übung führen Sie die Zurücknahme durch, um sich zu aktivieren:

- Spannen Sie die Armmuskulatur an.
- Beugen und strecken Sie die Arme etwa zehnmal kräftig mit geballten Fäusten.
- Machen Sie zwei bis drei tiefe Atemzüge.
- Öffnen Sie die Augen.
- Dehnen und strecken Sie Ihren Körper.

Atemübungen

Mit einer guten Atemtechnik können Sie zu tiefer Ruhe und Ausgeglichenheit kommen, Ängste und Anspannungen lösen und den Körper gleichzeitig optimal mit lebenswichtigem Sauerstoff versorgen.

Tiefe Bauchatmung

- Legen Sie sich entspannt auf den Boden, die Unterschenkel ruhen erhöht auf einem Hocker oder Stuhl.
- Legen Sie unterhalb des Nabels drei Bücher auf den Bauch. Atmen Sie tief und ruhig. Spüren Sie, wie der Atem in den Bauch fließt und die Bücher sich heben.
- Nehmen Sie jetzt ein Buch nach dem anderen herunter. Der Bauch fühlt sich immer leichter an, der Atem fließt freier.
- Legen Sie zum Abschluss die Hände auf den Bauch und spüren Sie noch einmal der Atmung in Ihrem Unterleib nach.

Tiefe Brustatmung

- Sie stehen aufrecht. Verschränken Sie die Hände in Nabelhöhe, die Handflächen zeigen nach oben.
- Atmen Sie ein, heben Sie die Hände dabei bis auf Brusthöhe.
- Jetzt drehen Sie die Handflächen nach unten und atmen dabei ganz langsam aus. Die Hände wandern wieder in die Ausgangsposition zurück.

Brustkorbdehnung

- Sie stehen aufrecht und lassen die Arme locker gestreckt neben dem Körper hängen.
- Atmen Sie nun langsam und tief ein, führen Sie dabei die Arme seitlich nach oben, bis sie die Form eines Ypsilons erreicht haben.
- Atmen Sie nun langsam und gleichmäßig aus und lassen Sie dabei die Arme wieder in die ursprüngliche Position sinken.

Entspannung als fester Bestandteil des Tages
Praktizieren Sie Ihre Entspannungstechnik immer zu einer bestimmten Tageszeit, in der Sie ganz für sich sein und üben können. Sorgen Sie dafür, dass Sie dabei nicht gestört werden. So wird Ihr Entspannungsritual nach und nach zu einem festen Bestandteil Ihres Alltags werden, den Sie nicht mehr missen möchten. Das ist die beste Grundlage dafür, auch schwierige Phasen in Ihrem Leben gelassen zu überstehen.

Yoga

Yoga ist eine indische Philosophie und Meditationskunst mit einer über 3.000 Jahre alten Geschichte. In der reinen und ursprünglichen Form diente Yoga der Veränderung des Bewusstseins und der Überwindung des Ichs: Die Kunst des Yoga hatte eine Befreiung von irdischen Bedürfnissen, eine Reinigung des Geistes und die Verschmelzung mit dem „Absoluten" zum Ziel – einer transzendentalen Wirklichkeit jenseits von Zeit und Raum. Später gab es zahlreiche Einflüsse aus anderen Philosophien und Religionen und inzwischen gibt es verschiedene Yoga-Strömungen mit unterschiedlichen Schwerpunkten. Im Hatha-Yoga, das im Westen am meisten praktiziert wird, liegt der Schwerpunkt auf Körper-, Atem- und Konzentrationsübungen. Sie haben eine positive Wirkung auf den Geist und auf die Gesundheit und versprechen allgemeines Wohlbefinden. Dies ist ein wesentlicher Grund, warum sich viele Menschen dem Yoga zuwenden und die Übungen zum festen Bestandteil ihres Alltags werden lassen.

Die folgenden drei Asanas (Yoga-Übungen) eignen sich besonders gut zu einer tiefen Entspannung und sind auch für Anfänger geeignet.

!

Autogenes Training und Yoga können Sie in Eigenregie erlernen. Doch gerade am Anfang ist es oft hilfreich, unter kompetenter Anleitung zu üben.

Fersensitz

Diese Übung löst Verspannungen im Körper und kräftigt gleichzeitig den Rücken.

- Sie sitzen auf beiden Fersen. Die Knie sind geschlossen, die Fersen zeigen nach außen, und die großen Zehen liegen über Kreuz.
- Der Rücken ist gerade (kein Hohlkreuz!).
- Ihre Hände liegen mit den Handflächen nach oben in Ihrem Schoß. Die rechte Hand liegt dabei in der linken.
- Verharren Sie in dieser Position, so lange wie es Ihnen guttut. Denken Sie an etwas Angenehmes.

Eingerolltes Blatt

Diese Übung führt zu einer sanften Dehnung im Körper und hilft Blockaden zu lösen, damit die Energie wieder ungehindert fließen kann.

- Gehen Sie in den Fersensitz, beugen Sie den Oberkörper langsam nach vorne und legen Sie die Stirn auf den Boden.
- Strecken Sie die Arme nach vorne aus. Schließen Sie die Augen und verharren in dieser Position, bis Sie völlig zur Ruhe gekommen sind.

Der Schwamm

Diese Übung führt bei regelmäßiger Anwendung zu einer besonders intensiven Tiefenentspannung.

- Legen Sie sich ganz flach auf den Rücken.
- Die Beine sind ausgestreckt; die Arme ruhen gestreckt seitlich am Körper, die Handflächen zeigen nach unten.
- Bleiben Sie so lange liegen, bis Ihr Körper und Ihr Geist von tiefer Ruhe und Ausgeglichenheit erfüllt sind.

Meditation

Eine bewährte Methode, um spirituelle Erfahrungen zu sammeln, das Bewusstsein zu erweitern und die Selbstheilungskräfte des Körpers und der Seele zu wecken, ist die Meditation. Der Begriff stammt von dem lateinischen Wort *meditatio* = „das Nachdenken" und wird auch in der Bedeutung „zur Mitte ausrichten" von lat. *medius* = „die Mitte" verwendet. Die Technik der inneren Sammlung und Konzentration blickt auf eine jahrtausendlange Tradition zurück und wird in vielen Kulturen praktiziert. Ihre religiösen Wurzeln hat die Meditation jedoch vor allem im fernöstlichen Raum, im Hinduismus, Buddhismus und Taoismus. Dort besitzt sie eine ähnliche Bedeutung wie das Gebet im Christentum. Durch den Zustand wacher, aber sehr tiefer Stille können sich die Gedanken ordnen und vermag der Geist zur Ruhe zu kommen. Wenn sich der Meditierende beispielsweise auf seinen eigenen, spürbaren Atem konzentriert und diesen in jeden Winkel seines Körpers fließen lässt, hat dies einen tief entspannenden Effekt. Während der Meditation können sich Blockaden und Verspannungen lösen, die Energie kann wieder frei fließen.

Dass Meditation tiefgreifende Veränderungen im Organismus bewirkt, geistige Neuorientierungsprozesse in Gang bringt und auf diese Weise auch die Sichtweisen der Menschen zu verändern vermag, ist mittlerweile wissenschaftlich bewiesen. So zeigten Untersuchungen eines amerikanischen Forscherteams von der Harvard-Universität, dass Meditation und Gebet Auswirkungen auf die Größe und die Aktivität des Gehirns haben. Durch die meditative Versenkung werden laut der Forscher Gebiete im menschlichen Hirn verändert, die für die kognitive und emotionale Verarbeitung und für das Wohlbefinden zuständig sind.

!

Meditieren kann jeder. Es gibt zahlreiche Seminare, in denen Sie die verschiedenen Meditationspraxen kennenlernen und ausprobieren können.

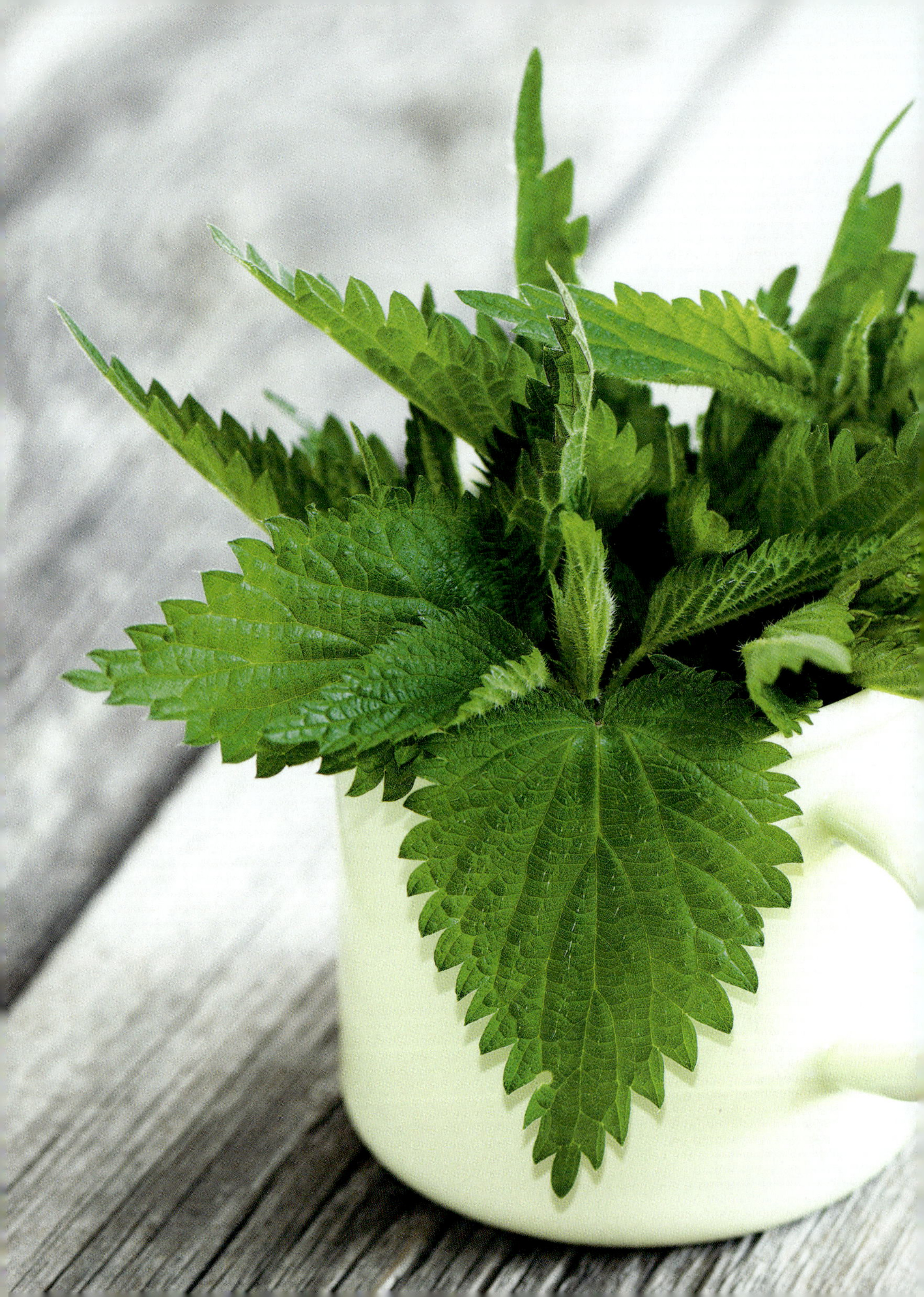

SANFTE THERAPIEN UND BEWÄHRTE HAUSMITTEL AUS DER NATUR

Naturheilkundliche Verfahren wie eine Heilpflanzentherapie, Kneippsche Anwendungen oder Übungen aus der Traditionellen Chinesischen Medizin können die Schulmedizin nicht ersetzen, jedoch wirkungsvoll ergänzen. Hier gibt es ein breites Spektrum an Möglichkeiten, die Gelenkbeschwerden bei Gicht zu lindern und den Organismus wieder ins Gleichgewicht zu bringen. Welche Maßnahmen geeignet sind und wie sie eingesetzt werden, erfahren Sie in diesem Kapitel.

Ganzheitliche Therapien

Immer mehr Patienten interessieren sich für Methoden aus der Naturheilkunde, aus der Homöopathie oder auch für asiatische Heilweisen wie die Traditionelle Chinesische Medizin oder die indische Ayurveda-Lehre. Solche Therapien haben einen ganzheitlichen Ansatz, sie betrachten den Menschen in seiner körperlichen und seelischen Gesamtverfassung und orientieren sich weniger an den Symptomen, sondern behandeln die Ursache der Krankheit. Sie können für sich angewendet werden, oder als Ergänzung zur klassischen Schulmedizin. In beiden Fällen werden mit den ganzheitlichen Behandlungen oft erstaunliche Erfolge erzielt. Vor allem chronische Leiden sprechen häufig sehr gut auf diese Verfahren an.

Auf den folgenden Seiten finden Sie eine reiche Auswahl an verschiedenen naturheilkundlichen Anwendungen und altbewährten Hausmitteln, die helfen, den Stoffwechsel zu normalisieren und die Beschwerden einer Gicht zu lindern. Darüber hinaus erhalten Sie einen Überblick über Methoden aus der Traditionellen Chinesischen Medizin (TCM) und dem Ayurveda, die ebenfalls zur Regulierung der Körperfunktionen beitragen. Sollten Sie sich unsicher fühlen oder Zweifel haben, welche Mittel und Anwendungen für Sie passend sind, sprechen Sie am besten mit Ihrem Arzt darüber oder konsultieren Sie bei Bedarf einen Spezialisten für die jeweiligen Therapien.

Pflanzliche Heilmittel

Pflanzliche Heilmittel spielen seit jeher in nahezu allen Kulturen eine besonders große Rolle. Bereits vor mehr als 4.000 Jahren wurden die ersten Kräuterarzneien beschrieben, die bei den Chinesen, Indern, Ägyptern, Griechen und Römern und auch in der

Naturmedizin der Schamanen zum Einsatz kamen. So wurde ein riesiges Heilwissen zusammengetragen, das von Generation zu Generation weitergereicht wurde und bis heute gerade wegen seiner sanften Wirkung sehr beliebt ist.

Heilpflanzen zur inneren und äußerlichen Anwendung

Borretschöl

Das Öl, das aus den Samen der Pflanze gewonnen wird, enthält die wertvolle Gammalinolensäure, die über den Prostaglandinstoffwechsel entzündliche Prozesse im Körper positiv beeinflussen und die Heilung fördern kann. Gammalinolensäure wird im Organismus in die Prostaglandine E1 und E3 umgewandelt, zwei körpereigene Substanzen, die entzündliche Reizungen hemmen. Kapseln mit dem Wirkstoff bekommen Sie in der Apotheke und im Reformhaus.

Teufelskrallenextrakt

Das Kraut, aus dessen sekundären Speicherwurzeln man zu Heilzwecken einen Extrakt herstellt, ist in Namibia beheimatet. In klinischen Studien wurde nachgewiesen, dass die Wurzel dieser Pflanze Schmerzen bei verschiedenen Gelenkerkrankungen lindern kann. Der Teeaufguss schmeckt bitter, daher sind Kapseln aus der Apotheke vorzuziehen. Teufelskralle eignet sich auch zur äußerlichen Anwendung als Gel.

!

Die Präparate erhalten Sie in der Apotheke, im Reformhaus und in Drogerien.

Weidenrindenextrakt

Salicin, ein Derivat der Salicylsäure, ist der Hauptwirkstoff der Weidenrinde. Er hat im Organismus dieselbe Wirkung wie Acetylsalicylsäure (Aspirin) und ist damit ein natürliches Schmerzmittel. Daneben enthält die Pflanze noch Flavonoide und Gerbstoffe. Stärkere Nebenwirkungen sind bei Salicin nicht zu erwarten, es kann jedoch vereinzelt zu einer leichten Reizwirkung auf die Darmschleimhaut kommen. Da die Salicylsäure nur langsam freigesetzt wird, bleibt ihre Wirkung über mehrere Stunden erhalten. Durch seinen fiebersenkenden, entzündungshemmenden und analgetischen (schmerzlindernden) Effekt eignet sich Weidenrindenextrakt besonders zur Therapie chronischer Schmerzen und rheumatischer Beschwerden.

Brennnesselblätterextrakt

Dieses pflanzliche Mittel wird aufgrund seiner entzündungshemmenden Eigenschaften hauptsächlich zur unterstützenden Therapie bei rheumatischen Beschwerden eingesetzt. Wissenschaftliche Studien belegen, dass es bei rheumatoider Arthritis außerdem knorpelschützend wirkt. Dieser Effekt ist auch für die Behandlung von Gicht von Bedeutung.

!

Die Dosierung der Extrakte entnehmen Sie dem jeweiligen Beipackzettel. Im Zweifel besprechen Sie die Einnahme mit Ihrem Arzt.

Pestwurzrhizomextrakt

Das Wort Rhizom kommt aus dem Griechischen und meint in der Botanik ein unterirdisch oder dicht über dem Boden wachsendes Sprossenachsensystem. Bei dem Extrakt aus Pestwurzrhizom dient die Wurzel der Pflanze „Petasites hybridus“ als Ausgangsmaterial. Das Mittel wird zur Reduktion von Schmerzattacken eingesetzt. Weitere Einsatzgebiete werden derzeit noch erforscht.

Johanniskrautextrakt

Johanniskraut gilt als hilfreiches pflanzliches Antidepressivum. Seine Inhaltsstoffe beruhigen außerdem die Nerven, entspannen und fördern die Schlafbereitschaft. So trägt Johanniskrautextrakt indirekt auch zur Schmerzreduktion bei. Seine beruhigende, antidepressive Wirkung wird erzielt, weil das Heilkraut in den Neurotransmitterstoffwechsel eingreift und dafür sorgt, dass die beiden Botenstoffe Serotonin und Noradrenalin an den Nervenschaltstellen länger wirken. Dadurch wird die Nerventätigkeit insgesamt verbessert, was sich wiederum positiv auf den Gemütszustand auswirkt.

Empfehlungen zur Anwendung
Die hier genannten Heilpflanzen sind in verschiedenen Formen und Zubereitungen für innerliche und äußere Anwendungen erhältlich. Sie können sowohl als Teezubereitung oder als Fertigpräparat – Kapseln oder Tabletten – eingenommen werden. Oder sie werden als Öl oder Tinktur direkt auf schmerzende Gelenke aufgetragen.

Heilpflanzen als Öle, Salben oder Gele

Pfefferminzöl

Die Pfefferminze, eine Kreuzung aus grüner Minze und Wasserminze, gilt als eines der bewährtesten Heilmittel der Volksmedizin. Das Öl stellt man durch Dampfdestillation aus den frischen oberirdischen Teilen der blühenden Pflanze her. Pfefferminzöl (aus der Apotheke) kann auf die Stellen am Körper aufgetragen werden, an denen Schmerzen oder Verspannungszustände auftreten. Das Öl löst ein Kältegefühl mit schmerzlinderndem Effekt aus, dies hat eine ähnlich gute Wirkung wie eine leichte Schmerztablette.

Paprikafrüchte

Das in Paprikafrüchten enthaltene Capsaicin wird in Form einer Creme äußerlich angewendet. Es lindert Schmerzen und hilft vor allem bei muskulären Beschwerden. Die Heilpflanze wird zur Behandlung von Schmerzzuständen an den Gelenken wie auch anderen Bereichen eingesetzt.

Arnikablüten und Arnikatinktur

Arnika gehört zur Gruppe der Korbblutler, die Blüten enthalten ätherische Öle, Flavonoide, Gerbstoffe und zahlreiche andere Wirkstoffe. Zubereitungen aus Arnikablüten lindern Entzündungen sowie Schmerzen. Besonders geeignet sind halbfeste Fertigarzneimittel mit Arnikatinktur, zum Beispiel Gele oder Salben.

Sie helfen bei Prellungen, Zerrungen und Verstauchungen sowie bei rheumatischen Muskel- und Gelenkschmerzen. Auch Umschläge mit Arnikatinktur, drei- bis zehnfach mit Wasser verdünnt, reduzieren Schmerzen. Vorsicht: Bei unverdünnter Anwendung der Tinktur können allergische Reaktionen auftreten.

Ätherische Öle

In Salben, Emulsionen, Pflastern und Badezusätzen kommen ätherische Öle als durchblutungsfördernde Mittel zum Einsatz. Sie wirken schmerzlindernd und helfen bei rheumatischen Muskel- und Gelenkbeschwerden. Empfehlenswert sind Eukalyptusöl, Kiefernnadelöl, Minzöl, Teebaumöl und Wacholderöl.

Umschläge und Auflagen

Senfmehl

> !
>
> Es gibt auch praktische Senfpflaster und Senf-Spiritus zum Einreiben.

Senfmehl bzw. Senfpulver bekommen Sie in der Apotheke. Die darin enthaltenden Senföle wirken krampflösend und schmerzstillend. Sie verbessern die Hautdurchblutung und lindern rheumatische Schmerzen sowie generell Muskelschmerzen. Daher wird Senfmehl bei Gicht, Ischias-Problemen, Verstauchungen und Verrenkungen angewendet. Für einen Umschlag bzw. eine Auflage wird das Pulver mit lauwarmem Wasser zu einem Brei verrührt, auf ein Mulltuch gegeben und auf die Stelle aufgelegt. Das Ganze wird mit einem weiteren Tuch abgedeckt. Entfernen Sie die Auflage, sobald ein stärkeres Brenngefühl auftritt. Mit lauwarmem Wasser abspülen, da das Senföl die Haut reizt.

Warmer Hopfenumschlag

Füllen Sie einen Leinenbeutel mit einer Handvoll zerkleinerten Hopfenzapfen und erhitzen Sie diesen in einem Topf mit Wasser. Nun den Beutel auswringen und mit einem Handtuch abgedeckt auf die schmerzende Stelle legen, die Wärme lindert die Schmerzen. Diese Prozedur wiederholen Sie mehrmals täglich. Bitte nicht bei akuter entzündlicher Reizung anwenden, denn dann wirken zumeist kühlende Anwendungen besser.

Warme Kohlblattauflage

Weißkohl enthält reichlich Vitamine und Mineralstoffe. Äußerlich angewendet haben Kohlblätter einen schmerzlindernden, entzündungshemmenden Effekt. Blanchieren Sie einige Kohlblätter, drücken Sie diese aus und legen Sie sie möglichst warm auf die betroffene Stelle. Mit einem Handtuch umwickeln und etwa 30 Minuten wirken lassen. Die Prozedur am besten mehrmals täglich wiederholen.

Fangopackung

Fango hat sich als kalte oder warme Anwendung ebenfalls zur Behandlung von Gelenkbeschwerden bei Gicht bewährt. Fertigpräparate aus der Apotheke sind einfach anzuwenden.

> !
>
> Bei akuten Beschwerden helfen oft kalte Auflagen, bei chronischen Schmerzen tut meist Wärme gut. Probieren Sie es am besten selbst aus.

Kühlender Heilerde-Quark-Umschlag

Rühren Sie aus Heilerde, Wasser und etwas Magerquark (kühl, aber nicht zu kalt) einen Brei an und geben Sie einen Schuss Olivenöl dazu. Verstreichen Sie die Masse fingerdick auf ein Tuch. Dieses legen Sie auf die betroffene Stelle und fixieren es mit einem sauberen Tuch. Alles so lange einwirken lassen, bis die Masse getrocknet ist. Bei Bedarf wiederholen.

Kältepackung

Bei akuter entzündlicher Reizung helfen in den meisten Fällen kalte Anwendungen besser. Legen Sie eine Kompresse oder ein kleines Baumwolltuch in kaltes Wasser und umwickeln Sie das betroffene Gelenk damit. Die Packung zehn Minuten liegen lassen. Sie können die Prozedur mehrmals wiederholen.

Einreibungen und Bäder

Ölmischung

Durchblutungsfördernde Einreibungen, beispielsweise mit Zimtöl, Kampfer, Muskatnuss oder Eukalyptus bringen Linderung. Mischen Sie 50–100 Milliliter süßes Mandelöl oder Jojobaöl mit ein paar Tropfen eines (oder mehrerer) der genannten Aromaöle. Diese Ölmischung massieren Sie dann vorsichtig in die schmerzenden Stellen ein.

Latschenkiefertinktur

Reiben Sie die Körperpartien, die wehtun, drei- bis viermal täglich mit Latschenkiefertinktur (aus der Apotheke) ein. Diese kühlt zuerst, dann wirkt sie wärmend, entzündungshemmend und schmerzlindernd.

Moorbad

Moor unterstützt aufgrund seiner thermischen Eigenschaften und seiner besonderen Inhaltsstoffe die Behandlung chronischer Beschwerden des Bewegungsapparates. Fertigpräparate, die Sie ganz einfach Ihrem Badewasser zugeben, können Sie in der Apotheke oder in Drogeriemärkten kaufen.

Rosmarinbad

Rosmarin fördert die Durchblutung der Haut und wirkt bei allen rheumatischen Erkrankungen. Geben Sie einige Tropfen eines guten Rosmarin-Badeöls oder Rosmarin-Badesalz ins Wasser, darin baden Sie etwa 20 Minuten.

Gewürzbad

Gönnen Sie sich zweimal in der Woche ein durchblutungsförderndes Gewürzbad. Mischen Sie dafür 2 Esslöffel gestoßene Mohnsamen, 1 Esslöffel gemahlene Muskatnuss und 1 Esslöffel Senfsamen. Diese Mischung ins Badewasser geben.

Heilkräutertees

Stoffwechseltee

Dieser Tee regt den Stoffwechsel an, wirkt blutreinigend und ausleitend. Mischen Sie 20 Gramm Brennnesselblätter, 10 Gramm Birkenblätter, 15 Gramm Heidelbeerblätter und 15 Gramm Schachtelhalmkraut. Übergießen Sie 3 Teelöffel der Mischung mit ½ Liter Wasser, kurz aufkochen, dann 5 Minuten ziehen lassen und abseihen. Davon täglich drei bis vier Tassen trinken. Um den Geschmack zu verbessern, können Sie etwas Honig beifügen.

!

Auch aus Brennnesselblättern und -wurzeln alleine lässt sich ein wirkungsvoller Tee herstellen, der die Blutreinigung und Harnausscheidung anregt.

Rotbuschtee

Rotbuschtee wird auch Rooibos-Tee genannt. Die Teepflanze wächst ausschließlich in den Zedernbergen im Südwesten der Republik Südafrika, dort entdeckte sie ein russischer Teehändler im Jahr 1904. Schon seit langen nutzen die Südafrikaner Rooibos-Tee gegen viele Krankheiten und Beschwerden. Zur Teeherstellung werden junge Blätter und Triebe des Rooibos-Strauches zerkleinert und einem Fermentierungsprozess unterzogen. Daher erhält der Tee seine typisch rote Farbe. Rotbuschtee ist ausgesprochen reich an Flavonoiden, verschiedensten Mineralien wie Kalzium, Kalium und Magnesium sowie Spurenelementen wie Eisen, Kupfer, Zink, Fluor und Mangan. Diese wertvollen Substanzen helfen, den Stoffwechsel in den Zellen zu normalisieren. Die Heilpflanze vermag außerdem das Immunsystem umzustimmen, sodass es entzündliche Reaktionen besser eindämmen kann. Dieser Effekt ist vor allem auf den hohen Gehalt an Flavonoiden zurückzuführen: Diese besonderen Pflanzenwirkstoffe stabilisieren das Immunsystem und beeinflussen es so, dass es nicht mehr überschießend reagiert. Im Zusammenspiel mit Spurenelementen und Mineralien wie Eisen, Mangan und Kalzium funktionieren die Flavonoide auch als Zellschutz, indem sie freie Radikale abfangen und so die Zellen vor Alterung und Schädigung bewahren. Rotbuschtee wirkt beruhigend, da er kein Koffein enthält.

Für Patienten mit Stoffwechselproblemen empfehlen sich Trinkkuren. Überbrühen Sie dazu 3 Teelöffel Rotbuschkraut mit ½ Liter siedendem Wasser. Kurz ziehen lassen und abseihen. Trinken Sie über den Tag verteilt etwa 1 bis 1½ Liter Rotbuschtee.

Lapacho-Tee

Schon die alten Inkas verwendeten Lapacho als Heilmittel für jedwelches Gesundheitsproblem. Verwertet wird die Innenrinde des Lapacho-Baums, sie wird noch heute in Südamerika als Allround-Arznei genutzt. Dort zählt der Lapachotee auch zu den bewährten Naturheilmitteln bei Störungen des Stoffwechsels. Der Hauptwirkstoff der Pflanze, das Lapachol, stabilisiert das Immunsystem und hemmt Entzündungen. Trinken Sie zur Immunstärkung und Reinigung vier Wochen lang täglich ½ Liter Lapachotee. Danach den Tee längerfristig in kleineren Mengen täglich genießen.

Kamillen-Lindenblüten-Tee

Die Kamille zählt zu den ältesten Heilpflanzen und hatte bereits im alten Ägypten eine herausragende Bedeutung bei der Behandlung verschiedenster Krankheiten. Die Blüten enthalten ätherische Öle – insbesondere das Bisabolöl – sowie Flavonoide und Schleimstoffe. Auch Lindenblüten sind reich an wertvollen Inhaltsstoffen wie ätherischen Ölen, Saponinen oder Gerbstoffen.

Der Tee aus beiden Kräutern beruhigt den Körper bei Gichtanfällen, entfaltet eine milde entzündungslindernde Wirkung und kurbelt Stoffwechsel und Immunsystem an. Trinken Sie drei- bis viermal täglich eine Tasse des frisch zubereiteten Tees. Dazu Kamille und Lindenblüten zu gleichen Teilen mischen. 1 Teelöffel der Mischung mit 150 Milliliter Liter siedendem Wasser übergießen. 5–10 Minuten ziehen lassen, abseihen und heiß trinken.

Hauhechelauszug

Schon seit dem Altertum ist Hauhechel als Heilmittel bekannt, das harntreibend und blutreinigend wirkt. Dafür sind die darin enthaltenen Saponine verantwortlich, die sich bei Hitze verflüchtigen, daher darf die Wurzel nicht gekocht werden. Übergießen Sie 4 Teelöffel der zerkleinerten Wurzel mit 2 Tassen kaltem Wasser und lassen Sie das Ganze 8 bis 9 Stunden lang ziehen. Danach kurz aufkochen und abseihen. Trinken Sie davon täglich zwei Tassen, aber nur wenige Tage lang, da die Wirkung bald nachlässt. Nach einer Woche Pause kann die Kur wiederholt werden.

Nierentee

Dieser Tee regt sehr wirkungsvoll die Nierenfunktion an. Mischen Sie je 20 Gramm Bärentraubenblätter, Queckenwurzelstock, Birkenblätter, Goldrutenkraut und Süßholzwurzel. 2 Teelöffel der Mischung mit 150 Milliliter siedendem Wasser übergießen, anschließend zugedeckt ungefähr 10 Minuten ziehen lassen und abseihen. Trinken Sie drei- bis viermal täglich eine Tasse des frisch zubereiteten Tees.

Pflanzensäfte

Wildkräuterfrischsaft

Wildkräutersäfte sind sehr gute unterstützende Begleiter einer Reinigungskur, allen voran solche mit Bitterstoffen und blutreinigenden Eigenschaften. Die Spitzenreiter sind Brennnessel, Löwenzahn und Zinnkraut. Wenn Sie mitten in der Natur wohnen, können Sie diese Kräuter vom Frühjahr bis zum Herbst selbst pflücken. Erkundigen Sie sich aber vorher, ob die Wiesen nicht gedüngt sind.

So stellen Sie Frischpflanzensaft her: Die Kräuter waschen, einen Teil davon mit zwei Teilen Wasser in den Mixer geben. Alles fein pürieren und abseihen. Trinken Sie zwei- bis dreimal am Tag ein Glas dunkelgrünen Frischpflanzensaft. Er reinigt nicht nur hoch effizient, sondern ist obendrein noch eine Energiebombe! Im Winter oder wenn Sie in der Stadt wohnen, können Sie Frischpflanzensäfte in Naturkostläden und Reformhäusern bekommen.

Weizengrassaft

Weizengrassaft ist ein unbearbeitetes Naturprodukt, das mehr als hundert leicht verdauliche Nährstoffe enthält und voll gepackt ist mit Vitaminen, Mineralstoffen, Enzymen und Aminosäuren. Darüber hinaus ist er eine der reichsten Chlorophyllquellen auf der Erde. Weizengrassaft wird seit vielen Jahren von Ernährungswissenschaftlern weltweit für seine ernährungsphysiologischen, gesundheitsfördernden und Energie spendenden Eigenschaften geschätzt. Der regelmäßige Genuss stärkt das Immunsystem, entschlackt und steigert die Vitalität und Leistungsfähigkeit.

Auch Dinkel- und Gerstengrassaft aus Bio-Anbau sind hervorragende Möglichkeiten, wertvolles Chlorophyll mit Vitaminen, Mineralstoffen, Enzymen und Aminosäuren zu sich zu nehmen.

!

Sie erhalten Frischpflanzensäfte schon fertig zubereitet oder als Rohkost-Pulver in Reformhäusern oder Naturkostläden.

Cranberry-Saft

Bereits die Ureinwohner Amerikas kannten und nutzten die Cranberry für ihre Gesundheit. Im rohen Zustand ist ihr Geschmack gewöhnungsbedürftig, gekocht oder getrocknet entwickelt sich die Cranberry aber zu einer wohlschmeckenden Frucht. Die Inhaltsstoffe der Beere wirken sich positiv auf die menschlichen Harnorgane aus. Bei einer Blasenentzündung kann sie zur herkömmlichen medizinischen Therapie unterstützend eingenommen werden. Eine weitere positive Heilwirkung der Cranberry ist, dass sie den Alterungsprozess verlangsamen kann. Geschätzt wird sie auch wegen ihrer antientzündlichen Wirkung, weswegen sie bei Gicht, Fieber oder Rheuma zum Einsatz kommt.

Homöopathie

Neben der Pflanzentherapie und den Heilweisen anderer Kulturen wie zum Beispiel der Chinesischen Medizin hat die Homöopathie als ganzheitliche Therapie einen hohen Stellenwert innerhalb der Naturheilverfahren. Die Wirkungsweise homöopathischer Arzneien ist nicht vergleichbar mit den chemischen Substanzen der pharmazeutischen Industrie. Während pharmazeutische Mittel gegen bestimmte Symptome gerichtet sind und diese unterdrücken sollen, ist das Ziel der homöopathischen Arzneibehandlung, die Selbstheilungskräfte anzufachen, so dass der Patient aus sich selbst heraus wieder gesund wird.

Bewährte Homöopathika bei Gicht

Ledum D12 Beschwerden: Schmerzhafte Entzündung der Gelenke, Bettwärme verschlimmert die Beschwerden; Frösteln, Kälteempfindlichkeit; Gelenkschmerzen werden jedoch durch kalte Güsse gebessert

Colchicum D6 Beschwerden: Gelenke steif und schmerzhaft, Gelenkschmerzen wandernd, Schwellungen wechselnd rot und blass; Verschlechterung durch Kälte, Berührung und Bewegung, Besserung durch Ruhe und Wärme

Belladonna D12 Beschwerden: pochende klopfende Schmerzen, Gelenk erschütterungs- und berührungsempfindlich; Besserung durch warme Auflagen

Bryonia D12 Beschwerden: Schmerzen im Gelenk ziehen eher langsam herauf, kleinste Bewegung ist dann aber schmerzhaft; Bedürfnis nach absoluter Ruhigstellung, Gereiztheit; Verbesserung durch kalte Auflagen

Arnica D12 Beschwerden: Gelenk sehr berührungsempfindlich, Ruhelosigkeit, Drang zu Bewegung; Besserung durch warme Auflagen

Acidum benzoicum D12 Beschwerden: Reißende Gelenk- und Muskelschmerzen, auch dumpfe Blasen- und Nierenschmerzen, auffällig dunkler Urin

!

Die kleinen Kügelchen der Homöopathie können eine große Heilkraft entfalten.

Homöopathische Selbstbehandlung
In der Homöopathie gibt es rund 4.000 Arzneistoffe tierischen, pflanzlichen und mineralischen Ursprungs. Davon werden in der Praxis nur etwa 200 bis 250 Substanzen wirklich häufig angewendet. Die Mittel gibt es in verschiedenen Potenzen:
Niedrige Potenzen: bis C/D12
Mittlere Potenzen: C/D 12
Hohe Potenzen: ab C/D 30
Leichtere Beschwerden können gut selbst behandelt werden, hierfür eignen sich vor allem Mittel mit den Potenzen D3, D4, D6 bis D12, nach Rücksprache mit dem Arzt oder Heilpraktiker auch höhere Potenzen. Für die Selbstbehandlung gibt es außerdem sogenannte Komplexmittel, die aus mehreren sich ergänzenden Homöopathika (maximal fünf) zusammengemischt wurden. Die Mittel werden in der Regel als Globuli eingenommen.

Dosierung
Bei normalen Beschwerden werden üblicherweise zwei- bis viermal am Tag 4–5 Globuli eingenommen, bei starken akuten Beschwerden ist die Einnahmehäufigkeit anfangs höher, zum Beispiel stündlich. Es gilt die Faustregel „Je akuter die Krankheit, desto häufiger die Einnahme".

Grenzen der Selbstbehandlung
Bei anhaltenden Stoffwechselproblemen und/oder ausgeprägten Schmerzen konsultieren Sie jedoch besser Ihren Homöopathen. Er macht sich ein umfassendes Bild vom Patienten und findet dann das genau zu ihm passende Mittel, das die Beschwerden zu lindern oder die Krankheit sogar vollständig zu heilen vermag.

Schüßler-Salze

Die Schüßler-Salze gingen aus der Homöopathie hervor. Das Prinzip basiert auf der Annahme, Krankheiten entstünden allgemein durch Störungen des Mineralhaushalts der Körperzellen. Es gibt 12 Funktionsmittel und 15 Ergänzungsmittel.

!

Besprechen Sie die Einnahme von Schüßler-Salzen mit Ihrem Arzt oder Heilpraktiker. Zur Dosierung beachten Sie die Angaben auf der Packungsbeilage.

Bei Gicht bewährte Schüßler-Salze

Calcium sulfuricum Nr. 12, Ferrum phosporicum Nr. 3 und Kalium chloratum Nr. 4 bei chronischen Schmerzen. Calcium sulfuricum Nr. 12 kommt bei allen eitrigen Prozessen zum Einsatz sowie bei Gelenkerkrankungen wie Rheuma und Gicht. Bei einem akuten Schub oder Schmerzanfall können Sie vorher zur Entgiftung Ferrum phosporicum Nr. 3 oder Kalium chloratum Nr. 4 einnehmen.

Natrium phosphoricum Nr. 9 und Silicea Nr. 11 bei Gelenkschmerzen durch Übersäuerung. Eine Übersäuerung des Organismus kann auch die Gelenke sehr belasten. Um die Ausleitung anzuregen, hat sich Natrium phosphoricum Nr. 9 bewährt. Zum Ausgleich von Störungen im Natrium-phosphoricum-Haushalt sollten Sie sich zusätzlich basenreich ernähren (wenig Fett, wenig Zucker, dafür viel Gemüse, Kartoffeln und ungesüßte Milchprodukte) und das Salz Nr. 11 Silicea einnehmen. Mit dieser Therapie können Sie akuten Gelenkbeschwerden sowie Schmerzen in Fuß- und Fingergelenken entgegenwirken.

Lithium chloratum Nr. 16 bei Schmerzen. Es wirkt entschlackend und entgiftend; hilft, vermehrt Harnsäure auszuscheiden und lindert rheumatische Schmerzen.

Schüßler-Bicomplex-Therapie

Eine Sonderform der Therapie mit Schüßler-Salzen ist die Bicomplex-Therapie. In 30 Präparaten („JSO Bicomplexe") ist jeweils die Heilkraft mehrerer Schüßler-Mineralsalze zu einem Wirkkomplex vereinigt. So kann JSO Bicomplex 9 (aus der Apotheke) bei akuten Gelenkentzündungen hilfreich sein. Das Arzneimittel enthält die folgenden vier Schüßler-Salze:

Ferrum phosphoricum D12 für das erste Stadium der Gelenkentzündung; bei Schwellungen des Gelenks mit Überwärmung und Rötung.

Natrium phosphoricum D6 neutralisiert Harnsäuren und unterstützt – vor allem bei Gicht – die Ausscheidungsorgane.

Natrium sulfuricum D6 fördert die reibungslose Ausleitung und den Abtransport von Stoffwechselprodukten und anderem belastenden Material.

Silicea D12 löst die Harnsäure aus den Geweben und kurbelt die Entgiftung des Bindegewebes an.

Kneipp'sche Anwendungen

!

Grundlage der Kneipp'schen Therapielehre ist das Prinzip von Reiz und Reizantwort, das auch den Wasseranwendungen zugrunde liegt.

Zu den bewährtesten Strategien bei der Behandlung von Schmerzzuständen und zur Kräftigung des Organismus gehört die von Pfarrer Sebastian Kneipp (1821–1897) entwickelte Hydrotherapie. Damit ging er als „Wasserdoktor" in die Geschichte der Naturheilkunde ein. Sein ganzheitlich orientiertes Therapiekonzept besteht aus Pflanzenheilkunde, Ernährungs- und Bewegungstherapie sowie Ordnungstherapie als Wechselspiel von Seele und Leib. Die darin enthaltenen Wasseranwendungen sind die

Grundlage für seine großen Behandlungserfolge. Nachdem Kneipp zunächst verschiedene Therapiemethoden mit Wasser an sich selbst durchgeführt und getestet hatte, entwickelte er feste Regeln dafür. Zeit seines Lebens war er darum bemüht, diese Therapieform auszubauen und zu verfeinern. Er behandelte damit verschiedenste Krankheiten und setzte sie vor allem auch zur Stabilisierung der Psyche ein.

Hydrotherapie: Heilen mit Wasser

Warmes und kaltes Wasser übt unterschiedliche Temperaturreize auf die Haut aus, die vom Körper dann unterschiedlich beantwortet werden. Die Haut registriert zunächst den Temperaturreiz. Das geschieht über Temperaturfühler, sogenannte Thermorezeptoren in der Haut. Diese melden den Temperaturreiz an die Nerven, die ihn ans Rückenmark weiterleiten, damit er zum Gehirn gelangen kann. Temperaturreize bewirken dort bestimmte Effekte, etwa die Änderung des Herzschlags, des Blutdrucks und des Wachheitsgrades. Außerdem führen die Temperaturreize zu einem verringerten Muskeltonus. Dieser erweist sich bei der Behandlung von Schmerzen als sehr wirksam.

Die Lehre nach Kneipp bietet weit über hundert verschiedene Hydro-Anwendungen in Form von Waschungen, Wassertreten, Güssen, Bädern, Inhalationen und Wickeln. Im Folgenden werden die Anwendungen beschrieben, die bei Schmerzerkrankungen besonders hilfreich sind.

Kalter Knieguss

Beginnen Sie an den Zehen des rechten Fußes mit dem drucklosen Wasserstrahl, führen Sie ihn über den Fußrücken zur Ferse, dann hoch zur Wade und weiter bis eine Handbreit über der Kniekehle. Dort bleiben Sie etwa fünf Sekunden und führen den Wasserstrahl an der Innenseite der Wade wieder zurück zur Ferse. Wiederholen Sie diese Prozedur am linken Bein. Die Beine danach nicht abtrocknen, sondern das Wasser nur mit den Händen abstreifen, dann Socken anziehen.

!

Suchen Sie bei kalten und warmen Güssen sowie Wechselgüssen Ihre jeweilige „Wohlfühltemperatur", so dass Sie kalt und warm noch als relativ angenehm empfinden.

Armguss

Vor Ihrer Badewanne beugen Sie den Oberkörper nach vorne. Beginnen Sie am rechten Handrücken, führen Sie den Wasserstrahl dann außen am Arm hoch bis zur Schulter, danach auf der Innenseite wieder zurück. Dasselbe machen Sie mit dem anderen Arm. Danach die Arme nicht abtrocknen, sondern das Wasser nur mit den Händen abstreifen. Kalt durchgeführt, ist diese Anwendung sehr erfrischend.

Ganzkörperwaschung

Die Ganzkörperwaschung stimuliert den Stoffwechsel und das Immunsystem. Sie brauchen dazu einen Waschlappen, den Sie mit kühlem Wasser nass machen. Beginnen Sie am Oberkörper, waschen Sie zunächst den rechten Arm in mehreren Strichen von der Hand zur Schulter, dann kommen Hals, Brust und Bauch an die Reihe. Anschließend machen Sie die Waschung am linken Arm. Schließlich beginnen Sie auf dem rechten Fußrücken und gehen nach oben und wieder herunter zum linken Fußrücken usw.

Wassertreten

Um das Immunsystem zu stimulieren, ist diese Anwendung sehr zu empfehlen. Schreiten Sie in kaltem Wasser im Storchengang hin und her oder auf der Stelle. Das heißt, Sie ziehen ein Bein immer vollkommen aus dem Wasser heraus und beugen die Fußspitze ein wenig nach unten.

Zu Beginn des Wassertretens müssen Ihre Füße unbedingt schön warm sein! Sobald sich ein Kältegefühl in den Füßen und Unterschenkeln einstellt, sollten Sie das kalte Wasser verlassen. Nach dem Wassertreten das Wasser bitte nicht abtrocknen, sondern nur abstreifen. Bewegen Sie sich, um Ihre Füße wieder zu erwärmen. Diese Anwendung können Sie auch zu Hause in der Badewanne durchführen, dort legen Sie bitte eine rutschfeste Matte unter.

TCM – Traditionelle Chinesische Medizin

Die teilweise über 4.000 Jahre alten Heilmethoden aus China folgen einer ganzheitlichen Lehre, in der Körper, Geist und Seele als Einheit betrachtet werden. Die TCM ist ein hoch kompliziertes System aus verschiedensten Methoden und Anwendungen. Zu ihren tragenden Säulen gehören die Akupunktur und die Akupressur, die auch für die Schmerzbehandlung von großer Bedeutung sind, sowie Tuina als spezielle chinesische Massage, Qigong als Atem- und Energiemeditation und eine Heilkräuterlehre und Diätetik.

Wie hilft TCM bei Gicht?

Das riesige und jahrtausendealte Anwendungsspektrum der Traditionellen Chinesischen Medizin eignet sich hervorragend zur Regulierung der Körperfunktionen und Aktivierung der Selbstheilungskräfte. Damit ist es natürlich auch in besonderer Weise dazu geeignet, eine chronische Stoffwechselkrankheit wie die Gicht wirkungsvoll zu behandeln. So helfen beispielsweise körperliche Übungen, wie sie beim Tai-Chi oder Qigong durchgeführt werden (siehe Seiten 97 und 102), den Körper geschmeidiger zu machen und einem Gelenkverschleiß entgegenzuwirken.

Auch die chinesische Ernährungslehre ist perfekt darauf zugeschnitten, chronischen Stoffwechselleiden zu begegnen und den Körper mit allen nötigen Vitalstoffen zu versorgen. Das liegt vor allem daran, dass in der TCM sehr kalorien- und purinarme Lebensmittel vor allem pflanzlicher Herkunft empfohlen werden, die eine große Heilkraft im Körper entfalten.

!

Wenden Sie sich wegen einer Akupunktur-Behandlung oder Tuina-Massage an ein Zentrum für TCM.

Akupunktur

Die Energie Qi fließt in den sogenannten Meridianen durch unseren Körper. Diese Energiebahnen bilden ein weit verzweigtes Netz im Inneren des Organismus und unter der Haut. Informationen werden über sie von der Haut an die Organe transportiert und von den Organen zur Haut. Es gibt 14 Hauptmeridiane, auf denen mehr als 300 Akupunkturpunkte liegen.

Die Meridiane sind den einzelnen Organen zugeordnet. Die Akupunkturpunkte kann man mit Knotenpunkten auf diesen Energiebahnen vergleichen, in denen Informationsaustausch besonders gut stattfindet. So sind zum Beispiel bestimmte Akupunkturpunkte druckempfindlich, wenn eine spezielle Organ- oder Stoffwechselstörung vorhanden ist. Durch Reizung der Punkte mit Nadeln kann die Organfunktion beeinflusst und der Energiefluss harmonisiert werden.

Eine Akupunktur kann man natürlich nicht bei sich selbst durchführen, denn es braucht viel Erfahrung, um zu wissen, an welchen Punkten die Nadeln präzise platziert werden müssen. Es gibt heute jedoch eine zunehmende Zahl an Ärzten und Heilpraktikern, die eine Ausbildung zum Akupunkteur absolviert haben und diese Technik beherrschen.

Akupressur

Die Akupressur funktioniert in derselben Weise wie die Akupunktur, jedoch wird sie nicht mit Nadeln, sondern durch Druck mit den Fingern ausgeführt. Im Gegensatz zur Akupunktur ist die Akupressur sehr gut für die Selbstbehandlung geeignet. In China gehört sie zu den alltäglichen Gesundheitsmaßnahmen, die dort so gut wie jeder beherrscht. So nehmen wir zum Beispiel gegen Kopfschmerzen eine Tablette ein, in China behandelt man sich mit Akupressur.

Während man früher in den westlichen Ländern die Behandlung über die Meridiane und Akupunkturpunkte als nicht erwiesene Medizin-Theorie abgetan hat, ist man heute anderer Meinung. In Studien wurde bewiesen, dass es die Meridiane wirklich gibt und dass sich durch Akupunktur und Akupressur tatsächlich viele Krankheiten und Schmerzprozesse beeinflussen lassen.

Neben konkreten organischen Problemen und körperlichen Krankheiten setzen sich Akupunktur und Akupressur bei uns vor allem bei der Behandlung von vegetativen Störungen und psychischen Problemen durch. Die Traditionelle Chinesische Medizin geht sogar von einer Verbindung der einzelnen Emotionen zu bestimmten Organen aus. So sind beispielsweise Herz und Dünndarm mit dem Gefühl der Freude gekoppelt, Galle und Leber mit Zorn, Blase und Niere mit Angst. Dementsprechend behandelt man Angstzustände durch eine Stärkung der Nierenenergie.

Um Akupressur richtig anzuwenden und eine gute Wirkung zu erzielen, ist es empfehlenswert, sich von einem in dieser Technik erfahrenen Arzt oder Heilpraktiker einweisen zu lassen. Zwei allgemein empfohlene Punkte sind „Magen 36“ und „Milz 6“.

!

Während Akupunktur ausschließlich von ausgebildeten Fachkräften durchgeführt werden sollte, eignet sich die Akupressur sehr gut zur Selbstbehandlung.

Magen 36 wirkt gegen Knieschmerzen, aber auch kräftigend auf den ganzen Körper und aktiviert das Immunsystem. Er befindet sich vier Fingerbreit unterhalb der Kniescheibe außen am Schienbein. – Auf beiden Seiten jeweils 30 Sekunden lang mit dem Daumen kräftig massieren.

Milz 6 fördert die Durchblutung und Entschlackung des Körpers. Der Punkt befindet sich vier Fingerbreit über dem Fußknöchel an der Unterschenkelinnenseite. Auf beiden Seiten jeweils etwa 30 Sekunden lang mit dem Daumen kräftig pressen.

Qigong: Gymnastik auf Chinesisch

Qigong (sprich: Dschi Gong) kann mit „Übung des Atems“ übersetzt werden. Über Jahrtausende hinweg wurde diese Volksheilkunst in China geheim gehalten und nur in buddhistischen

Klöstern gelehrt. Qi ist in der chinesischen Philosophie und Medizin der Atem, im übertragenen Sinne die Lebensenergie, die durch uns fließt. Man kann sie durch Qigong stärken und damit Krankheiten abwehren, aber auch schon bestehende Leiden behandeln.

Es wurden spezielle Übungen gegen die verschiedensten Gesundheitsprobleme, z. B. Kopfschmerzen, Schlafstörungen usw., entwickelt. Eine ganz besondere Bedeutung hat Qigong für den Stressabbau und zur Beruhigung. Wer es gut beherrscht, kann Stresssituationen sozusagen mit wenigen Atemzügen in den Griff bekommen, innerlich ganz ruhig bleiben und dadurch sicher entscheiden, was im jeweiligen Augenblick am besten zu tun ist. Qigong ist in etwa vergleichbar mit dem westlichen Autogenen Training.

Gichtpatienten profitieren besonders von den positiven Wirkungen auf den Stoffwechsel und die Gelenke, die durch Qigong-Übungen wieder besser durchblutet und geschmeidiger werden.

Die folgenden fünf Qigong-Übungen helfen Ihnen, Gesundheit und Wohlbefinden zu verbessern

Übung 1

- Aufrecht stehen, die Wirbelsäule gerade strecken, die Schultern nach hinten nehmen.
- Arme in Brusthöhe nach vorne strecken, Hände zur Faust schließen.
- Den linken Fuß in weit gebogenen Schritt nach vorne setzen, zweimal die Arme weit zur Seite öffnen.
- Den linken Fuß wieder zurückziehen, den Rumpf beugen und die Hände auf die Knie legen. Die Hände liegen locker auf den Kniescheiben, die Ellbogen zeigen nach außen.
- Die Knie so weit wie möglich beugen, dabei die Fersen möglichst auf dem Boden lassen.

- Das Kinn an die Brust legen, die Wirbelsäule dehnen und wieder aufrichten.
- Die Übung auf der anderen Seite wiederholen, jede Seite dreimal üben.

Übung 2

- Aufrecht mit geradem Rücken stehen, die Beine sind geschlossen.
- Linken Fuß schulterbreit zur Seite setzen, linken Arm gestreckt seitlich nach oben führen, bis er senkrecht steht.
- Rechte Hand in die Hüfte stützen und nun dreimal den gesamten Oberkörper nach rechts beugen. Der linke Arm bleibt dabei gestreckt.
- Die linke Körperseite und die Innenseite des rechten Beines dabei ausgiebig dehnen.
- Die Übung auf der anderen Seite wiederholen, jede Seite dreimal üben.

Übung 3

- Aufrecht mit leicht gespreizten Beinen stehen und die Hände langsam zum Mund heben.
- Die Augen schließen, massierend mit den Mittelfingerspitzen über die Mittellinie des Kopfes nach hinten bis zum Nacken und schließlich vom Nacken entlang des Haaransatzes bis zur Stirn fahren.
- Diese Gesichts und Nackenmassage sechsmal durchführen.

Übung 4

- Den Körper in aufrechter Position sehr gerade halten, die Schultern zurücknehmen.
- Augen schließen, die Hände wie zum Gebet aneinanderlegen, die Ellbogen und Unterarme dabei waagrecht halten.
- Dann die Innenflächen sanft gegeneinander reiben. Diese Übung hat einen sehr entspannenden Effekt und verhilft zu geistiger Ruhe und Ausgeglichenheit.

Von Schulmedizinern empfohlen

Die Übungen des Qigong werden ganz langsam, wie in Zeitlupe ausgeführt, also immer sanft und fließend, nicht stockend und ruckartig. Außerdem sollen die Übungen nicht anstrengen, nicht belasten und auf keinen Fall in Leistungssport ausarten. Das liefe dem Denken, das in der asiatischen Medizin und Philosophie besteht, völlig zuwider. Trotzdem ist eine gewisse Disziplin vonnöten, denn Qigong ist nur nutzbringend, wenn es regelmäßig durchgeführt und in den Alltag integriert wird.

In China ist eine Heilgymnastik wie Qigong immer gleichzeitig auch eine Atem- und Meditationsgymnastik. Sie wirkt also nach einem ganzheitlichen Prinzip und versorgt Körper, Geist und Seele gleichermaßen mit positiver Energie. Qigong regt Herz und Kreislauf an, fördert Durchblutung und Stoffwechsel, stärkt die Abwehrfunktionen und sorgt für Elastizität und Spannkraft in Knochen, Muskeln, Bändern und Gelenken. Außerdem wirken die Übungen ausgleichend auf die Psyche und stärken die geistigen Fähigkeiten wie Konzentration, Gedächtnis und Kreativität.

Inzwischen wurde die positive Wirkung von Qigong in wissenschaftlichen Testreihen bewiesen. Es kräftigt den Kreislauf, stärkt das Immun- und das Nervensystem, reguliert den Blutdruck und verlangsamt Atmung und Herzschlag. Deshalb gehört vor allem in chinesischen Kliniken Qigong zum Behandlungsrepertoire und wird von schulmedizinischen orientierten Ärzten empfohlen.

Tuina: sanfte Massagetechnik

In der TCM werden verschiedene Massagetechniken angewendet, zum Beispiel Tuina. Dabei handelt es sich um eine ganz eigenständige Therapierichtung, die man nicht mit westlichen Massagemethoden vergleichen kann. Es werden ganz spezielle Handgriffe vorgenommen, die nur ein erfahrener Tuina-Therapeut beherrscht. Die Wirkung ist sehr tiefgreifend, und man kann mit dieser Manualtechnik sogar komplizierte Störungen und chronische Schmerzprozesse behandeln.

Da Tuina eine Massagetechnik ist, die den Stoffwechsel anregt und die Durchblutung fördert, hilft sie Gichtpatienten im besonderen Maße, Schmerzen und entzündliche Reizungen an den Gelenken zu lindern.

Tai-Chi: chinesisches Schattenboxen

Tai-Chi (sprich: Tai Tschi) ist eine jahrtausendealte Bewegungskunst. Sie kommt aus China und ist auch unter dem Begriff „Schattenboxen“ bekannt. Heute praktizieren sie Millionen von Chinesen jeden Morgen als körperliche und mentale Vorbereitung auf den Tag. Dabei werden 24 Übungen des sogenannten Peking-Tai-Chi ausgeführt. Die Bewegungen laufen wie in Zeitlupe ab und imitieren genau festgelegte Kampfhaltungen, die auf einen unsichtbaren Gegner zielen. Das erfordert absolute Körperbeherrschung und Konzentration, Tai-Chi ist deshalb für Körper und Geist ein intensives Training. Die Übungen sind für Knochen, Gelenke, Muskeln und innere Organe eine echte Heilgymnastik. Der Blutdruck wird normalisiert, Atmung und Muskeln werden entspannt. Auch Denken und Fühlen werden durch Tai-Chi positiv beeinflusst. Es steigert die Selbstwahrnehmung, die Aufmerksamkeit und die Gehirnleistung.

> **!**
> Um Qigong oder Tai-Chi richtig zu lernen, sollten Sie in einem Zentrum für asiatische Heilkunst oder in einer Volkshochschule einen Kurs buchen.

Die sanften, fließenden Bewegungsübungen des Tai-Chi sind hervorragend für Gicht- und Rheumapatienten geeignet, um Beweglichkeit und Geschmeidigkeit der Gelenke wiederzuerlangen.

Auch wenn sich Tai-Chi in 24 Bewegungsformen mit 174 Einzelfiguren untergliedert, besteht die „Heilgymnastik“ im Grunde aus einer einzigen Bewegungseinheit, die leicht, fließend und federnd ausgeführt werden soll – fast wie ein Tanz. Wenn man Tai-Chi täglich übt, kann man die Bewegungstechnik etwa in einem Jahr erlernen. Wer die Kunst des Tai-Chi beherrscht, benötigt für das gesamte Programm täglich nur etwa fünf Minuten. In dieser kurzen Zeit tut er aber immens viel für seine Gesundheit und sein Wohlbefinden. Tai-Chi, die „Gymnastik im Zeitlupentempo", ist Bewegungsübung, Meditation und Naturphilosophie in einem.

!

Tai-Chi stärkt nicht nur den Körper, sondern sorgt auch für geistige Kraft, seelische Ausgeglichenheit und ein Leben in Harmonie mit der Umgebung.

Das sagt die Schulmedizin

In China wurde die jahrtausendealte Bewegungs- und Meditationstechnik wissenschaftlich untersucht. Dabei stellte man fest, wie groß der therapeutische Nutzen von Tai-Chi ist: In einer Vergleichsstudie an Personen im Alter von 50 bis 90 Jahren hatten diejenigen, die täglich Tai-Chi übten, ein gesünderes Herzkreislaufsystem, weniger Verschleißerscheinungen an den Gelenken, sie waren geistig aktiver und körperlich deutlich fitter als die „Ungeübten".

Tai-Chi-Übung: „Vorbereitung der Kraft"

Diese Form unterteilt sich in die Figuren 1 bis 4

Figur 1: In lockerer, aufrechter Haltung fest auf dem Boden stehen, die Beine in Hüftbreite auseinander, die Zehenspitzen zeigen nach vorn. Kopf und Nacken gerade, aber entspannt. Arme hängen locker seitlich herab.

Figur 2 und 3: Die Arme langsam vor dem Oberkörper bis auf Schulterhöhe heben. Der Abstand zwischen den Händen entspricht der Schulterbreite.

Figur 4: Bei aufrechtem Oberkörper leicht die Knie beugen. Langsam erst die Ellbogen, dann die Unterarme senken (nicht abrupt fallenlassen, sondern so wie Blätter, die vom Baum fallen, dabei aber zu schweben scheinen).

Essen nach der Traditionellen Chinesischen Medizin

In der chinesischen Ernährungslehre dominieren kalorien- und purinarme Lebensmittel vor allem pflanzlicher Herkunft. Diese entfalten eine große Heilkraft im Körper und kommen auch Gichtpatienten sehr zugute. Die Lebensmittel werden nach Yin und Yang eingeteilt (siehe Kasten auf Seite 104). Yin steht in Bezug auf die Nahrung für Kälte und Yang für Wärme. Diese Einteilung hat nichts mit der tatsächlichen Temperatur von Speisen zu tun, sondern ist im übertragenen Sinne gemeint und bezogen auf die Wirkung im Körper. Typische „kühlende" Yin-Lebensmittel sind zum Beispiel Sprossen, Eier, Getreidesorten wie Hirse oder Quinoa, viele Obstsorten, Fisch, Algen, grüner Tee und Milch. Als „wärmende" Yang-Lebensmittel gelten unter anderem die Getreidesorten Roggen, Dinkel oder Hafer, die Gemüsearten Lauch, Porree, Fenchel, Pastinaken, viele Gewürze sowie Fleisch. Zudem gibt es „neutrale" Nahrungsmittel wie Möhren oder andere Gemüsesorten.

Darüber hinaus werden die Lebensmittel in der TCM in fünf Gruppen eingeteilt, und zwar nach den Elementen, die jeweils eine Geschmacksrichtung repräsentieren. Diese Geschmacksrichtungen haben jeweils eine unterschiedliche Wirkung auf den Körper, deshalb sollten in einer ausgewogenen Ernährung alle fünf vorhanden sein:

Element **Holz** = sauer
Element **Feuer** = bitter
Element **Wasser** = salzig
Element **Erde** = süß
Element **Metall** = scharf

!

Die „Fünf-Elemente-Ernährungslehre" möchte über eine ausgewogene und vollwertige Ernährung den Organismus so stärken, dass sich Krankheit erst gar nicht entwickeln kann.

Nach der TCM-Lehre kann eine Unausgeglichenheit von Yin und Yang zu Krankheiten oder Befindlichkeitsstörungen führen. Jeder Mensch besitzt individuell verschiedene Yin- und Yang-Anteile, die zur Ermittlung der richtigen Nahrungszusammensetzung festgestellt werden sollten. Menschen, die beispielsweise schnell frieren und ein großes Wärmebedürfnis haben, gehören eher zum Yin-Typ. Yang-betonte Menschen dagegen halten sich lieber an kühlen Plätzen auf und können große Wärme nicht gut vertragen. Ein Zuviel an Yin kann mit Yang-Lebensmitteln ausgeglichen werden, ist Yang verstärkt, lässt sich dies durch Yin-Nahrung wieder in Harmonie bringen.

Yin und Yang: zwei Prinzipien, eine Einheit

Hintergrund der chinesischen Medizin ist die Philosophie von Yin und Yang, dem weiblichen und männlichen Prinzip, das Himmel und Erde sowie unser ganzes Leben bestimmt. Die Einteilung fußt wahrscheinlich auf uralten Fruchtbarkeitsfesten, die von den alten Völkern Chinas im Frühling gefeiert wurden. Dazu sollen sich die Frauen, die als Lebensspenderinnen mit der fruchtbaren Erde verbunden sind, auf der schattigen Seite des Tals aufgestellt haben. Diese Seite hieß Yin. Die Männer stellten sich auf der sonnigen Seite des Tales auf, als Symbol für ihre helle, männliche Kraft. Diese Seite hieß Yang.

Mit der Zeit wurde es zur Gewohnheit, alles Weibliche, Weiche und Dunkle als Yin zu bezeichnen und alles Männliche, Harte und Helle als Yang. Nach der chinesischen Philosophie kann eines ohne das andere nicht sein und ergänzt sich gegenseitig. So wie ohne Licht kein Schatten sein kann. Dies wurde von der chinesischen Medizin auf den Körper des Menschen übertragen.

Neben dieser Yin-Yang-Theorie spielen in der chinesischen Medizin noch die fünf Elemente eine Rolle. Das sind Holz, Feuer, Wasser, Erde und Metall. Im alten China war man davon überzeugt, dass sich die gesamte Materie, der ganze Kosmos aus diesen Elementen zusammensetzt. Dieses Denkmodell wurde wiederum in die Medizin übertragen. Demnach symbolisieren die Elemente die Wechselbeziehung zwischen Mensch und Umwelt, aber auch die Zusammenarbeit der einzelnen Organe und Strukturen im Körper des Menschen.

Ayurveda – die alte indische Weisheitslehre

Im Zentrum der alten indischen Lebensphilosophie und Weisheitslehre Ayurveda stehen Harmonie von Körper und Seele sowie der Gleichklang von Mensch, Natur und dem sozialen Umfeld. Gesundheit wird im Ayurveda deshalb als genau diese Harmonie und dieser Gleichklang definiert. Krankheit hingegen bedeutet nichts anderes, als das Gleichgewicht verloren zu haben. Um dieses wieder herzustellen, gibt es im Ayurveda zahlreiche Praktiken. Einen großen Anteil haben spezielle Reinigungskuren zur Entgiftung und Harmonisierung der Stoffwechselabläufe, so gesehen kommt die ayurvedische Lehre auch Gichtpatienten sehr zugute. Darüber hinaus spielen – letztlich ganz ähnlich zu westlichen ganzheitlichen Gesundheitslehren – eine gesunde Ernährungs- und Lebensweise eine zentrale Rolle.

Der Begriff Ayurveda setzt sich aus den beiden Sankritwörtern *ayus* = Leben und *veda* = Wissen zusammen. Damit kann man die alte indische Lehre auch als „Wissenschaft vom (langen) Leben" bezeichnen. Ayurveda ist keine klassische Heilkunde, sondern vielmehr eine Lebensphilosophie, die ein komplexes System von Anwendungen und Empfehlungen beinhaltet. Auch der Ayurveda betrachtet eine Krankheit oder ein Symptom nicht isoliert, sondern immer im Zusammenhang mit dem ganzen Menschen in seiner körperlichen, seelischen und geistigen Verfassung sowie seinem sozialen Umfeld.

!

Insbesondere mit seinen Kuren zur Entgiftung und Reinigung des Körpers ist Ayurveda für Gichtpatienten interessant.

Die drei Doshas

Im Zentrum der Ayurveda-Lehre stehen die drei Doshas Vata, Pitta und Kapha, die mit den fünf Elementen Feuer, Erde, Wasser, Luft und Äther in Verbindung stehen. Jeder Mensch hat eine individuell unterschiedliche Ausprägung der Doshas. Bei dem einen überwiegt Vata, bei dem anderen Pitta und bei einem dritten Kapha. Diese Ausprägung zeigt sich in der körperlichen und seelischen Verfassung eines Menschen, und es gehen jeweils typische gesundheitliche Probleme damit einher. Das Prinzip der Dosha-Lehre sieht vor, die persönliche Hauptprägung zu kennen und dann die schwächeren Doshas gezielt zu stärken oder eine übermäßige Aktivität des Hauptdoshas zu bremsen. Dies geschieht durch vielfältige Anwendungen wie zum Beispiel eine doshagerechte Ernährung, Bewegungstherapie, Entspannungstechniken und Massagen.

Nach der ganzheitlichen indischen Lehre wirken die drei Funktionsprinzipien nicht nur im menschlichen Körper, sondern in der gesamten Natur. Viele Faktoren beeinflussen das Gleichgewicht der drei Doshas, zum Beispiel das Wetter, die Nahrung, die Bewegung, die Alltagsgewohnheiten.

Doshagerechte Ernährung

Auch im Ayurveda sollte jede Mahlzeit die sechs Geschmacksrichtungen süß, salzig, sauer, bitter, scharf und herb beinhalten. Darüber hinaus wird eine doshagerechte Ernährung empfohlen.

Vata-Typen werden die Geschmacksrichtungen süß, sauer und salzig empfohlen, blähende Speisen wie Kohl sind zu meiden. Für sie ist es ideal, dreimal täglich warm zu essen.

Pitta-Typen sollten die Geschmacksrichtungen süß, bitter und herb bevorzugen. Für sie sind kühlende Speisen gut, wie Rohkost und grünes Gemüse.

Kapha-Typen sollten herbe, scharfe und leichte Kost mit viel Obst und Gemüse wählen. Für sie ist es wohltuend, abends warme kleine Mahlzeiten, zum Beispiel Suppen, zu sich zu nehmen.

Vata: das Bewegungsprinzip

Vata steht für Bewegung, für das Fließende, Wachsende, für die Aktivität der Sinnesorgane, für Atmung und Ausscheidung.

Ein Ungleichgewicht von Vata wird verursacht durch einen unregelmäßigen Tagesablauf, trocken-kaltes, windiges oder veränderliches Wetter, zu spät ins Bett gehen, Schlafmangel, geistige und körperliche Überanstrengung, zu viel Fernsehen, zu viele Reisen, zu viel rohe, trockene, leichte Nahrung.

Therapien zum Ausgleich von Vata wirken wärmend und beruhigend. Sie eignen sich besonders im Herbst, bei Überlastung, Erschöpfung, Schlafstörungen, Überanstrengung nach Reisen.

Der Vata-Typ ist ein „Luftmensch“, schlank mit eher leichtem Körperbau, eher trockener Haut, trockenen lockigen Haaren. Er ist sprachbegabt, redet viel, hat eine rasche Auffassungsgabe, arbeitet schnell mit viel Initiative. Bei Stress reagiert er schnell nervös und aufgeregt, er hat einen leicht unterbrochenen Schlaf, häufiger Verdauungsprobleme und eine Abneigung gegen kalte Witterung.

!

Die Elemente von Vata sind Luft und Äther. Seine typischen Eigenschaften sind leicht, schnell, kalt, rau, trocken.

Pitta: das Stoffwechselprinzip

Pitta steht für Stoffwechsel, Wärme und Emotionalität.

Ein Ungleichgewicht von Pitta wird verursacht durch Zeitdruck, Hitze und Sonne, negative Emotionen wie Hass, Zorn, Eifersucht, durch heiße, scharfe, saure, salzige Nahrungsmittel.

Der Pitta-Typ hat einen eher mittelschweren Körperbau, eine empfindliche, leicht fettige Haut, blonde bis rötliche Haare. Er arbeitet gründlich, hat ein gutes Gedächtnis, reagiert bei Stress schnell zornig und gereizt. Er hat einen kurzen, tiefen Schlaf und eine Abneigung gegen heiße Witterung.

!

Die Elemente von Pitta sind Feuer und Wasser. Seine typischen Eigenschaften sind sauer, scharf, heiß.

Kapha: das Strukturprinzip

Kapha steht für den Flüssigkeitshaushalt und die Widerstandskraft des Körpers.

!

Die Elemente von Kapha sind Wasser und Erde. Seine typischen Eigenschaften sind wässrig, schwer, kalt, süß, langsam.

Ein Ungleichgewicht von Kapha wird verursacht durch zu wenig Bewegung, feucht-kaltes Wetter, zu viel Ruhe und Schlaf, tagsüber schlafen, zu wenig körperliche und geistige Arbeit, zu schweres Essen.

Der Kapha-Typ hat einen eher schweren, kräftigen Körperbau, kräftige Haare, die schnell fetten, eine glatte, eher fettige Haut. Er ist ausdauernd, aber langsam, bei Stress ist er nicht so schnell aus der Ruhe zu bringen, er hat einen langen, tiefen Schlaf und eine Abneigung gegen feucht-kalte Witterung.

Ayurvedische Körperbehandlungen

Neben der gezielten Ernährung zum Ausgleich der Doshas, der Empfehlung, im Einklang mit der Natur zu leben und auf Bewegung zu achten, spielen in der Ayurveda-Lehre bestimmte Anwendungen zur Reinigung und Stärkung von Körper und Geist eine herausragende Rolle. Dabei handelt es sich um Massagen, Bäder und Spülungen, die oft als Kur durchgeführt werden.

Massagen

Abhyanga: Die Ölmassage wird oft von zwei Therapeuten synchron durchgeführt, die für die Massage zumeist gereiftes Sesamöl verwenden.

Gharsan: Bei dieser Trockenmassage verwendet der Therapeut einen Handschuh aus Rohseide. Die Anwendung stimuliert die Hautdurchblutung und strafft das Bindegewebe.

Udvarthana: Hierbei handelt es sich um eine Art Körperpeeling mit Sesamöl, Weizenkleie und Getreidekörnern. Diese Massage wirkt ebenfalls hautdurchblutend und reinigend.

Spülungen

Zur Reinigung der Schleimhäute werden auch Mund- und Nasenspülungen durchgeführt.

Gandhusa: Mundspülung mit 2 Teelöffeln Sesamöl, das ausgiebig im Mund- und Rachenraum hin- und hergespült und dann wieder ausgespuckt wird.

Nasya: Bei dieser Nasenspülung werden wenige Tropfen Sesamöl in beide Nasenlöcher geträufelt.

Ayurvedisch essen

In der indischen Gesundheitslehre spielt die Ernährung eine herausragende Rolle, weshalb es zahlreiche Regeln und Empfehlungen gibt. Die meisten davon sind unseren westlichen Empfehlungen sehr ähnlich. Hier einige davon:

- Man sollte nur essen, wenn man Hunger verspürt und erst, wenn die vorherige Nahrung vollständig verdaut ist.
- Man sollte sich nicht überessen. Der Magen sollte nach dem Essen nur zu etwa dreiviertel gefüllt sein.
- Man sollte in einer ruhigen und entspannten Atmosphäre essen und während der Mahlzeiten nicht lesen, arbeiten oder fernsehen.
- Man sollte sich zum Essen immer hinsetzen und nach der Mahlzeit noch etwa 5 bis 10 Minuten ruhig sitzen bleiben.
- Man sollte immer ungefähr zur gleichen Tageszeit essen.
- Mittags sollte die Hauptmahlzeit eingenommen werden, da mittags das Verdauungsfeuer Agni am stärksten ist.
- Man sollte beim Essen gut kauen, nicht zu hastig, aber auch nicht zu langsam essen.
- Das Essen sollte frisch zubereitet, wohlschmeckend, bekömmlich und warm sein.
- Der größte Teil der Nahrungsmittel sollte gekocht sein.

!

Kardamom und Ingwer regen das Verdauungsfeuer Agni an.

- Das Essen sollte mit reichlich Gewürzen zubereitet sein. Diese machen die Mahlzeiten nicht nur schmackhaft, sondern unterstützen auch die Verdauung.
- Getränke wie Wasser, Saft oder Tee können während der Mahlzeit in kleinen Schlucken getrunken werden.
- Honig sollte nicht erhitzt und nicht zum Backen oder Kochen verwendet werden.
- Milch sollte nicht zusammen mit den Mahlzeiten getrunken werden.
- Am Abend sollten schwere Nahrungsmittel besser vermieden werden.

Das Verdauungsfeuer Agni

Neben den Geschmacksrichtungen und den Doshas ist das Verdauungsfeuer Agni eine weitere Grundlage der ayurvedischen Ernährungslehre. Agni ist für die Aufrechterhaltung des Immunsystems zuständig. Es vernichtet Bakterien und Toxine im Magen, Dünndarm und Dickdarm und sorgt für eine reibungslose Zersetzung und Resorption der Nahrung. Deshalb ist es für die Gesundheit unerlässlich, Agni immer wieder zu stärken und aufrecht zu erhalten.

Speisen, die nicht vollständig verdaut werden, hinterlassen Stoffwechselschlacken, toxische Substanzen und Säuren, was zahlreiche Beschwerden verursachen kann. Daher ist es wichtig, auf eine hohe Qualität der Nahrung zu achten und darauf, dass die Speisen vom Körper leicht verwertet werden können. Eine richtige Kombination von Nahrungsmitteln und die Zubereitung mit verdauungsfördernden Kräutern sorgen für ein starkes Agni und einen gesunden Stoffwechsel. Eine Übersäuerung des Körpers – aus der sich unter anderem eine Gicht entwickeln kann – wird verhindert.

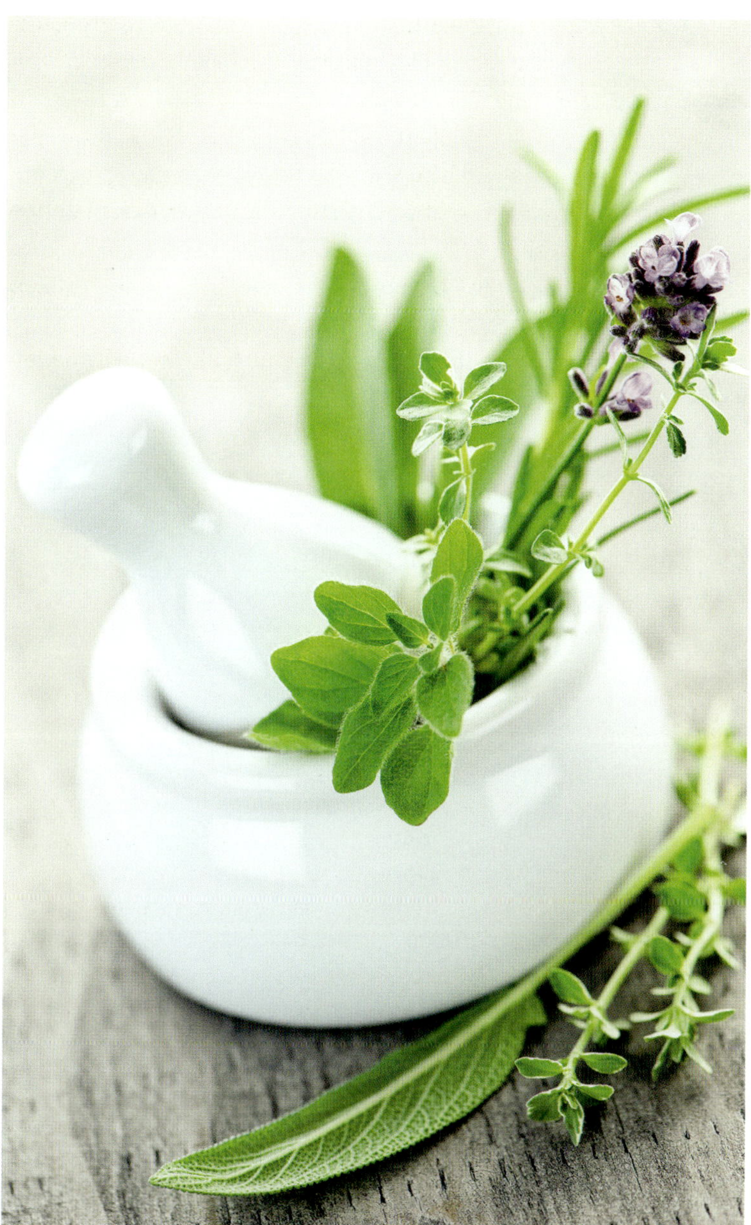

Verdauungsfördernde Kräuter sorgen für einen gesunden Stoffwechsel.

Schlemmen wie in Asien oder am Mittelmeer

Im folgenden Kapitel finden Sie Feines und Leckeres aus der mediterranen und der asiatischen Küche. Warum ausgerechnet Essen vom Mittelmeer und aus Fernost? Aus einem einfachen Grund: Die ursprüngliche Küche von Ländern wie Italien, Indien, Japan, Thailand oder China gilt als besonders gesund. Wo die Vorteile im Besonderen liegen, erfahren Sie hier.

Viel Gemüse

Sowohl in mediterranen Ländern wie auch in Fernost steht Gemüse ganz hoch im Kurs. Es liefert pflanzliche Vitalstoffe in konzentrierter Form und ist für einen gesunden Stoffwechsel von außerordentlicher Bedeutung. Außerdem wird das Gemüse besonders schonend zubereitet, die wertvollen Inhaltsstoffe bleiben erhalten. Typisch für China oder Thailand ist die Zubereitung im Wok. Eine Zeitlang war den Chinesen das Garen ihrer Speisen in dieser speziellen orientalischen Pfannenform sogar per Gesetz vorgeschrieben – und zwar aus gesundheitlichen Gründen. Das ist durchaus sinnvoll, denn im Wok werden die Zutaten nur kurz, dafür aber sehr stark erhitzt. Dadurch bleiben alle Inhaltstoffe geschont und verlieren ihre Wirkung nicht.

Frische Kräuter und Gewürze

Auch frische Kräuter und Gewürze finden in der Mittelmeer-Küche sowie der asiatischen Küchentradition reichlich Verwendung – und das nicht nur für den Geschmack, sondern um die wertvollen Spurenelemente, Mineralien und Vitamine zu nutzen. Basilikum, Petersilie, Schnittlauch, Thymian, Rosmarin, Majoran, Koriander, Salbei, Dill und Zitronengras sind ein paar der Kräuter-Klassiker, die den Gerichten ihre besondere Geschmacksnote verleihen. Die asiatische Gesundheitswurzel schlechthin ist der

Ingwer. Sie fördert die Verdauung, stärkt das Immunsystem und regt den Stoffwechsel an. Ebenfalls in Asien, aber auch am Mittelmeer ganz hoch im Kurs: der Knoblauch. Die Knolle hat viele positive Effekte und vermag sogar Herz und Gefäße zu schützen. Von herausragender Bedeutung sind Speisen, die der indischen Küche große Berühmtheit und Beliebtheit brachten. Die unzähligen feinen Aromen, die sich in den verschiedensten Gewürzmischungen wie Curry oder Garam Masala finden, verleihen den Köstlichkeiten nicht nur eine herausragende geschmackliche Note, sie sind auch für die Gesundheit äußerst förderlich. Curry oder Garam Masala enthalten Gewürze wie Kümmel, Kardamom, Nelken, Zimt, Fenchel, Kurkuma, Muskatnuss, Pfeffer, Chili und getrockneten Ingwer. Diese Gewürze wirken ausgezeichnet im Zusammenspiel, um Verdauung und sämtliche Stoffwechselprozesse anzuregen und helfen somit auch wirkungsvoll, chronischen Störungen und Krankheiten vorzubeugen.

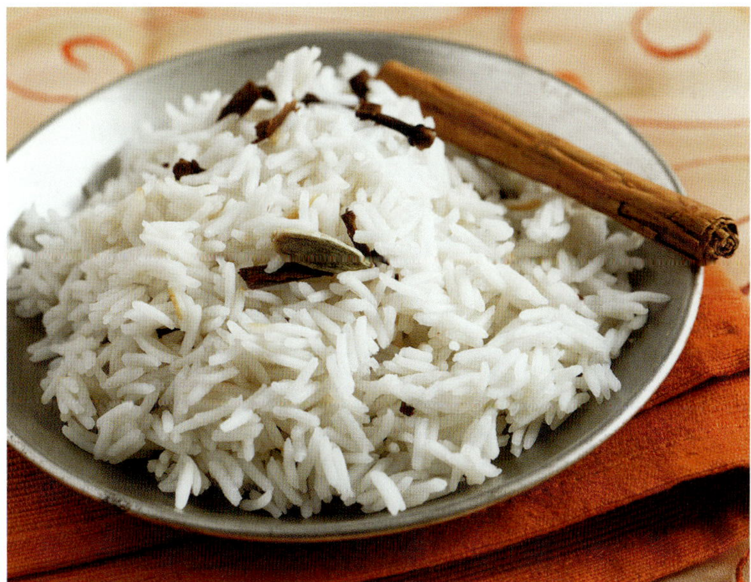

Indische Speisen sind aufgrund ihrer feinen Gewürzmischungen besonders gesund.

Soja – pflanzliches Eiweiß

Ein großes Gesundheits-Plus der asiatischen Küche ist der häufige Verzehr von Sojakost, zum Beispiel in Form von Tofu oder anderen Zubereitungen. Soja enthält viel pflanzliches Eiweiß, das vom Organismus gut verwertet werden kann und für Patienten mit Gicht in Bezug auf eine fleischarme Ernährung sehr günstig ist. Besonders wertvoll für Frauen sind auch die so genannten Phytoöstrogene, die im weiblichen Stoffwechsel eine positive Wirkung entfalten und den Hormonhaushalt auf sanfte Weise zu regulieren vermögen.

!

Achten Sie beim Kauf von Olivenöl auf das Etikett: „Olivenöl Extra Vergine" bzw. „natives Olivenöl Extra" steht für die höchste Qualitätsstufe.

Olivenöl

Der Gesundheits-Renner im mediterranen Raum ist das Olivenöl. Besonders das schonend hergestellte, kaltgepresste, native Olivenöl gilt als Fitmacher für den Organismus, da es hochwertige ungesättigte Fettsäuren enthält, die zahlreiche Funktionen im Stoffwechsel haben und als wichtige Bausteine von den Zellen genutzt werden.

Wenig Fleisch

Beiden Küchentraditionen zu eigen ist ein relativ sparsamer Verzehr von Fleisch. Dafür kommt regelmäßig frischer Fisch auf den Tisch. Ein wichtiger Bestandteil der asiatischen Küche ist Geflügelfleisch, das zumeist fettarm und deshalb für den Organismus bekömmlicher ist.

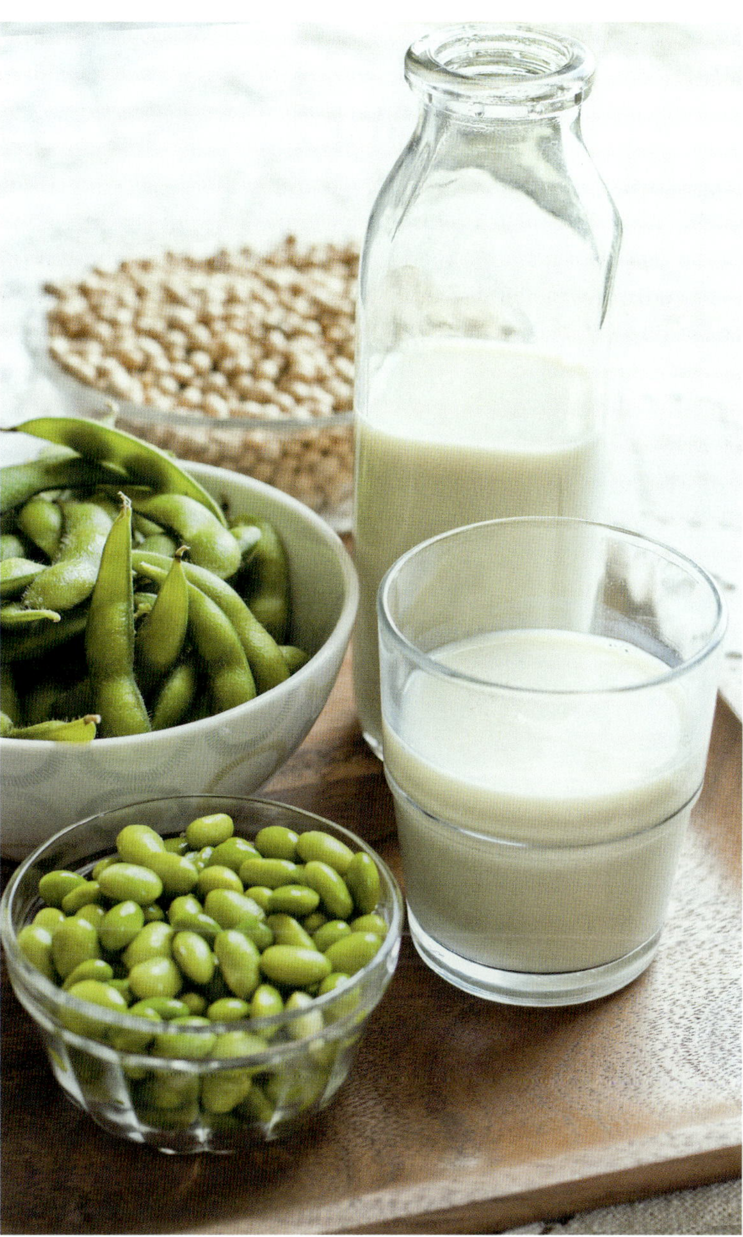

In Sojaprodukten stecken die sogenannten Phytoöstrogene, die im weiblichen Stoffwechsel eine positive Wirkung entfalten.

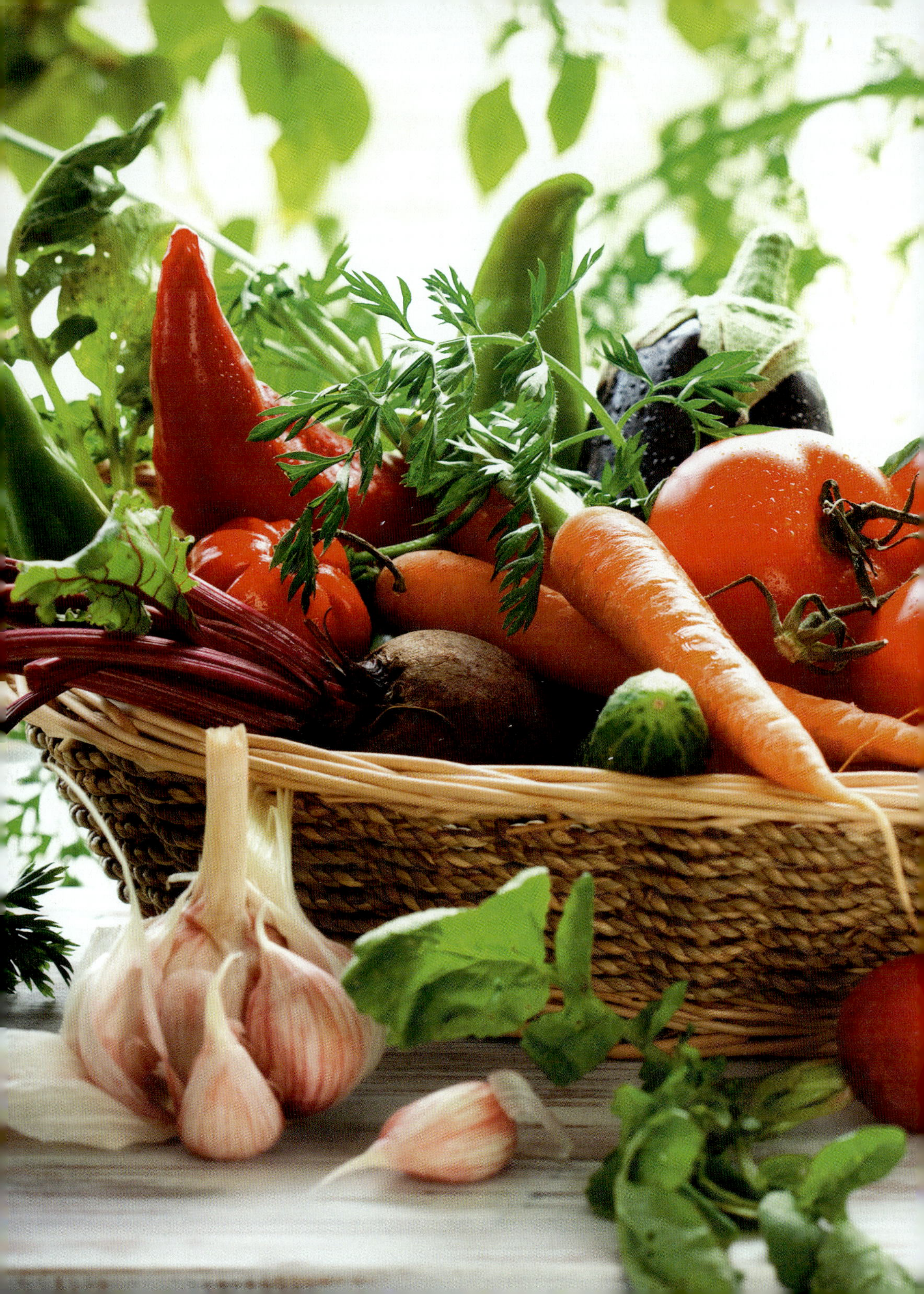

LECKERE GERICHTE VOM MITTELMEER UND AUS ASIEN

Die folgenden Rezepte sind besonders leichte Kleinigkeiten und bekömmliche Hauptgerichte. Sie können als Suppe, Vorspeise oder Zwischengericht serviert werden und sind jeweils für zwei bis drei Personen berechnet.

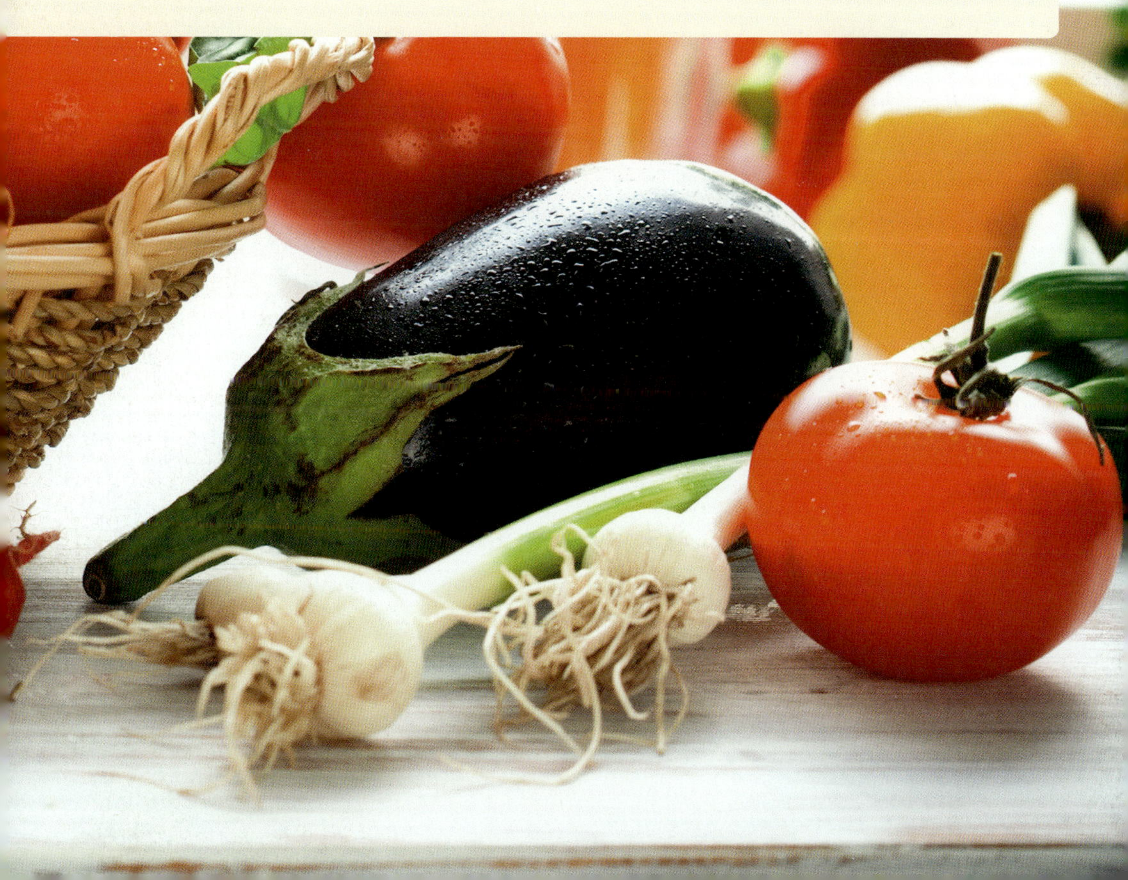

FEINES AUS FRANKREICH, ITALIEN UND GRIECHENLAND

Minestrone

Purinwert: ca. 25 bis 30 mg

Zutaten

- 1 kleine Zwiebel
- 2 Zehen Knoblauch
- Pflanzenöl
- ¾ l Bio-Gemüsebrühe (instant)
- 1 Stange Staudensellerie
- 1 kleine Zucchini
- 1 große Fleischtomate
- 1 Möhre
- 2 kleine Kartoffeln
- 100 g Brokkoli
- 1 kleine Lauchstange
- Salz
- Pfeffer
- Frische Gartenkräuter, gehackt (z. B. Dill, Petersilie, Schnittlauch, Liebstöckel, Basilikum)

Zubereitung

1. Zwiebel und Knoblauchzehen abziehen. Zwiebel fein würfeln, Knoblauch in feine Scheiben schneiden. Etwas Pflanzenöl in einen Topf geben, Zwiebeln und Knoblauch darin kurz andünsten.
2. Gemüsebrühe dazugeben und zum Kochen bringen.
3. Sellerie, Zucchini, Lauch und Brokkoli waschen, putzen und klein schneiden. Möhren und Kartoffeln schälen, waschen und in Scheiben schneiden.
4. Die Tomate in heißem Wasser blanchieren, dann häuten und in Würfel schneiden.
5. Sämtliches Gemüse in die Brühe geben und ungefähr 15 Minuten auf kleiner Flamme köcheln lassen.
6. Die Suppe Salz und Pfeffer würzen und in die Teller füllen. Vor dem Servieren gehackte Gartenkräuter darüberstreuen.

Tomatensuppe mit Basilikum

Purinwert: ca. 10 bis 15 mg

Zutaten

1 kleine Zwiebel
Pflanzenöl
400 g vollreife Fleischtomaten (alternativ stückige Tomaten aus der Dose)
Bio-Gemüsebrühe (instant)
Salz, Pfeffer
2 EL saure Sahne oder Crème fraîche
1 EL Basilikumblätter

Zubereitung

1. Die Zwiebel häuten und in kleine Würfel schneiden. Etwas Pflanzenöl erhitzen, darin die Zwiebeln goldgelb anbraten.
2. Die Tomaten blanchieren, die Haut abziehen und die Tomaten durch ein grobes Sieb streichen. Alternativ können Sie auch die Tomaten aus der Dose verwenden.
3. Die Tomaten-Zwiebel-Mischung mit 200 Milliliter Gemüsebrühe auffüllen. Aufkochen und ungefähr 10 Minuten köcheln lassen.
4. Die Suppe mit Salz und Pfeffer würzen. Auf die Teller verteilen, je einen Klecks saure Sahne in die Mitte geben und die Basilikumblätter darüberstreuen.

Griechischer Schafskäsesalat

Purinwert: ca. 15 bis 25 mg

Zutaten

2 große Fleischtomaten
1 große Salatgurke
ca. 15 schwarze und grüne Oliven (entsteint)
2 kleine rote Zwiebeln
150 g griechischer Schafskäse
Kräutersalz
Balsamico
Olivenöl
Frische Gartenkräuter nach Wahl

Zubereitung

1. Tomaten und Gurke waschen, putzen und in mundgerechte Stücke schneiden. Zusammen mit den Oliven in eine Schüssel geben.
2. Zwiebeln schälen und in schmale Ringe schneiden. Den Schafskäse würfeln. Beides ebenfalls in die Schüssel geben.
3. Kräutersalz, Balsamico und Olivenöl mischen und über den Salat geben. Die Gartenkräuter klein hacken und darüberstreuen. Alles gut mischen.

Bunter Salatteller mit Putenstreifen

Purinwert: ca. 30 bis 35 mg

Zutaten

- 100 g Putenschnitzel oder Putenbrust
- Pflanzenfett
- Kräutersalz
- Muskatnuss
- Paprikapulver edelsüß
- 1 Chicoree
- 2 Salatherzen
- 1 kleine Salatgurke
- ca. 10 Cocktailtomaten
- 1 gelbe Paprika
- ca. 50 g Sprossen, z. B. Soja- und Alfalfasprossen
- gehackte frische Gartenkräuter nach Wahl
- Balsamico
- Olivenöl

Zubereitung

1. Das Putenschnitzel in feine Streifen schneiden. Pflanzenfett in einer Pfanne erhitzen, darin die Putenstreifen braten, bis sie durch sind.

2. Fleisch aus der Pfanne nehmen, auf Küchenpapier etwas abtropfen lassen und auf einen Teller legen. Dann mit Kräutersalz, Muskatnuss und Paprikapulver würzen.

3. Salate und Gemüse waschen, putzen und auf einem großen Teller anrichten: Den Teller mit den Salatblättern bedecken, darauf Gurkenscheiben, Tomaten und Paprikaschnitze und die Sprossen verteilen. Mit den Kräutern bestreuen.

4. Nun das ausgekühlte Fleisch auf dem Salat anrichten, das Ganze mit Balsamico und Olivenöl beträufeln.

Reissalat mit Thunfisch

Purinwert: ca. 70 bis 80 mg

Zutaten

1 Tasse Naturreis
3 Frühlingszwiebeln
ca. 10 Cocktailtomaten
3 EL Kapern
ca. 10 schwarze, entkernte Oliven
gehackte frische Gartenkräuter nach Wahl (z. B. Petersilie, Liebstöckel oder Schnittlauch)
2 Dosen weißen Thunfisch im eigenen Saft
2 EL Sonnenblumenöl oder Distelöl
2 EL Olivenöl
weißer Balsamico
Pfeffer
Kräutersalz

Zubereitung

1. Den Naturreis nach Packungsangabe kochen und abkühlen lassen.
2. Die Frühlingszwiebeln putzen und in feine Scheiben schneiden. Die Cocktailtomaten waschen und halbieren. Beides zusammen mit Kapern und Oliven in eine Schüssel geben, mit gehackten frischen Kräutern mischen.
3. Den Thunfisch abtropfen lassen, zerkleinern und in die Schüssel geben. Öl und Balsamico unterrühren, mit Pfeffer und Kräutersalz würzen.
4. Den Reis dazugeben und alles gut mischen. Den Salat mindestens eine halbe Stunde lang durchziehen lassen.

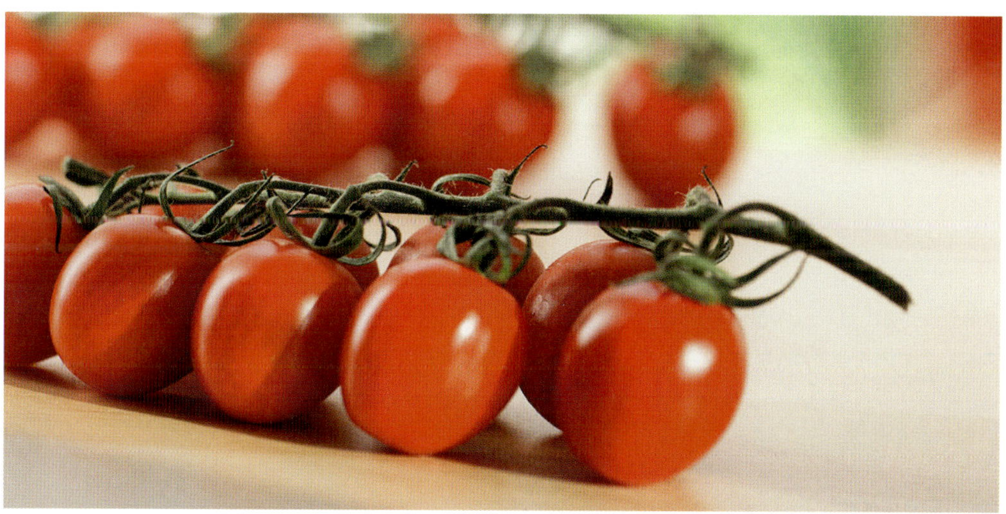

Nudelterrine Toscana

Purinwert: ca. 35 bis 45 mg

Zutaten

1 große Gemüsezwiebel
2 Knoblauchzehen
Pflanzenfett
2 Karotten
¼ Petersilienwurzel
1 große Scheibe Knollensellerie
2 große Fleischtomaten
Salz
Pfeffer
1 Zweig frischer Rosmarin
300 g Vollkornnudeln
4 EL geriebener Parmesan

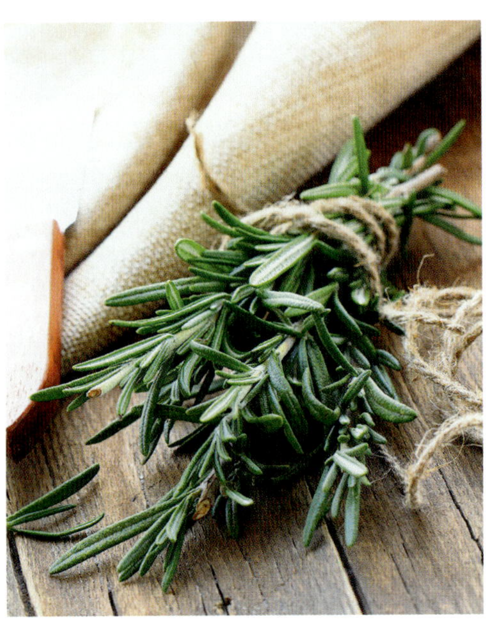

Zubereitung

1. Gemüsezwiebel und Knoblauchzehen abziehen, beides in kleine Würfel schneiden. In einer Pfanne etwas Pflanzenfett erhitzen, darin Zwiebeln und Knoblauch anschwitzen.
2. Karotten, Petersilienwurzel und Sellerie schälen, putzen, in kleine Stifte schneiden und zu den Zwiebeln geben.
3. Die Tomaten blanchieren, schälen und klein schneiden, ebenfalls in die Pfanne geben. Kräftig umrühren und mit Salz, Pfeffer und dem klein gehackten Rosmarin würzen. Eine Viertelstunde köcheln lassen.
4. In der Zwischenzeit können die Vollkornnudeln nach Packungsangabe al denke kochen.
5. Die Nudeln mit der Sauce servieren und nach Geschmack mit Parmesan bestreuen.

Crêpes mit Pilzfüllung

Purinwert: ca. 30 bis 35 mg

Zutaten

3 Eier
7 EL Vollkornmehl
etwas Mineralwasser
400 g frische Pilze (nach Jahreszeit, z. B. Austernpilze, Champignons, Pfifferlinge oder Steinpilze)
Pflanzenfett
1 Gemüsezwiebel
frischer Schnittlauch
frische Petersilie
Kräutersalz
2 EL Sauerrahm
1 kleiner Salatkopf
1 Zitrone

Zubereitung

1. Aus Eiern, Vollkornmehl und etwas Mineralwasser (es sollte Kohlensäure enthalten, dann wird der Teig lockerer) einen Crêpes-Teig rühren. Ruhen lassen.
2. Für die Füllung Pilze putzen und waschen. Gemüsezwiebel abziehen und fein würfeln.
3. In einer Pfanne etwas Pflanzenfett erwärmen, darin die Zwiebeln anschwitzen. Pilze dazugeben und zehn Minuten lang bei kleiner Hitze garen lassen. Schnittlauch, Petersilie, Kräutersalz und Sauerrahm unterrühren. Warm stellen.
4. In einer beschichteten Pfanne oder auf einem Crêpes-Eisen Crêpes backen und mit der Pilzmischung füllen.
5. Den Salat putzen und waschen. Die Zitrone auspressen.
6. Die Crêpes mit grünem Salat, den Sie nur mit etwas Zitronensaft aromatisieren, servieren. So kommt der feine Pilzgeschmack besser zur Geltung.

KÖSTLICHES AUS JAPAN, THAILAND, CHINA UND INDIEN

Seidentofusuppe

Purinwert: ca. 40 bis 50 mg

Zutaten

2 Knoblauchzehen
Pflanzenöl
Bio-Gemüsebrühe (instant)
2 EL Fischsauce
100 g Hackfleisch vom Schwein
200 g Seidentofu
1 Frühlingszwiebel
2 Zweige frischer Koriander
Salz
Pfeffer

TIPP

Fischsauce ist eine sehr salzige asiatische Würzsoße. Lassen Sie sich von dem strengen Fischgeruch nicht abschrecken. Bei dem fertigen Gericht schmeckt man diese fischige Note nicht mehr heraus. Die Fischsauce erhalten Sie wie andere asiatische Spezialitäten in Asia-Läden und immer häufiger auch in den Feinkost-Regalen gut sortierter Supermärkte.

Zubereitung

1. Knoblauch abziehen und fein hacken, in einer kleinen Pfanne das Öl erhitzen, darin den Knoblauch kurz anbraten.
2. In einem Topf ¾ Liter Brühe erhitzen, die Fischsauce einrühren.
3. Das Hackfleisch mit Salz und Pfeffer würzen. Mit einer Gabel von einem Brett zentimetergroße Minibällchen in die Suppe schaben und ungefähr 3 Minuten köcheln lassen.
4. Frühlingszwiebel und Koriander klein schneiden. Den Tofu in mundgerechte Würfel schneiden. Alles in die Suppe geben. Vor dem Servieren den Knoblauch darüberstreuen.

Kokosmilchsuppe mit Huhn

Purinwert: ca. 45 bis 55 mg

Zutaten
200 g Hähnchenbrustfilet
Kokosfett
1 kleine Dose Kokosmilch
2 EL asiatische Fischsauce
10 kleine Cherrytomaten
2 Kaffirlimettenblätter (frisch oder getrocknet)
1 Stängel Zitronengras
6–8 Shiitake-Pilze
1 geh. TL frisch geriebener Ingwer
1 Limette
2 kleine rote Chilischoten

Zubereitung

1. Das Hähnchenbrustfilet in mundgerechte Scheiben schneiden. In einer Pfanne etwas Kokosfett erhitzen, darin das Fleisch anbraten.

2. Die Kokosmilch in einem Topf mit ½ Liter Wasser und der Fischsauce mischen.

3. Tomaten, Kaffirlimettenblätter und Zitronengras waschen, Pilze putzen. Tomaten, große Kaffirlimettenblätter und große Pilze halbieren. Zitronengras in 2 Zentimeter große Stücke schneiden.

4. Die Kokosmilch zum Kochen bringen und zunächst Zitronengras, Kaffirlimettenblätter und Ingwer hineingeben. Etwa 3 Minuten leicht köcheln lassen. Dann Pilze, Tomaten und das Hähnchenfleisch dazugeben und bei milder Hitze weitere 4 Minuten ziehen lassen.

5. Die Limette auspressen, die Chilis in feine Ringe schneiden. Limettensaft und Chili zusammen mit den Korianderblättern in die Suppe geben.

Papaya-Pilz-Salat

Purinwert: ca. 15 bis 20 mg

Zutaten

- 8–10 kleine Champignons (oder Shiitake- oder kleine Austernpilze)
- Pflanzenfett
- 2 Knoblauchzehen
- 1 kleine getrocknete Chilischote
- 1 walnussgroßes Stück Ingwer
- 2 EL Fischsauce
- 4 EL Limettensaft
- 1 EL brauner Zucker
- 4 Kirschtomaten
- 1 kleine Papaya (ca. 200 g)
- Korianderblätter

Zubereitung

1. Die Pilze putzen, evtl. zerkleinern. Das Pflanzenfett in einer Pfanne erhitzen, darin die Pilze kurz anbraten.
2. Knoblauch abziehen und hacken. Chilischote sehr fein hacken. Ingwer schälen und reiben. Knoblauch, Chili und Ingwer in einer Salatschüssel mit Fischsauce, Limettensaft und Zucker mischen.
3. Tomaten waschen und halbieren. Papaya schälen und in mundgerechte Scheiben schneiden.
4. Tomaten und Papaya zusammen mit den leicht abgekühlten Pilzen ebenfalls in die Schüssel geben. Alles gut mischen und Korianderblätter darüberstreuen.

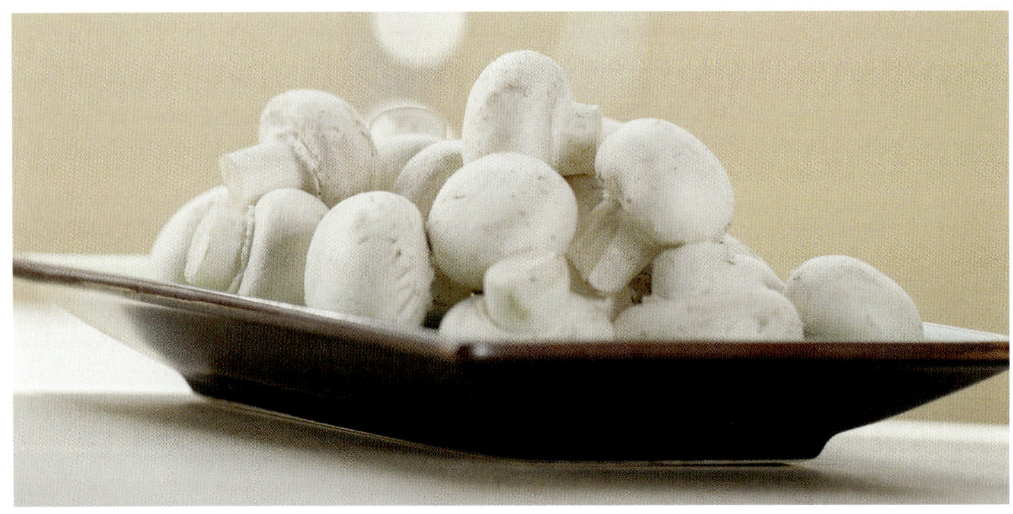

Glasnudelsalat

Purinwert: ca. 10 bis 15 mg

Zutaten

- 150 g chinesische Glasnudeln
- 2 EL getrocknete Mu-Err-Pilze
- 1 Stange Staudensellerie
- 10 Cocktailtomaten
- 1 Zweig Koriander
- 2 EL Fischsauce
- 4 EL Limettensaft
- 1 geh. TL frisch geriebener Ingwer
- 1 EL brauner Zucker
- 1 kleine Chilischote

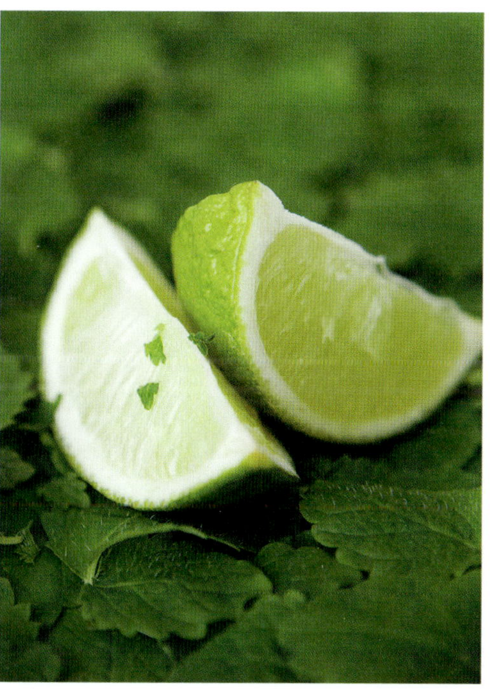

Zubereitung

1. Lassen Sie die Glasnudeln etwa 3 bis 5 Minuten lang in sehr heißem, aber noch nicht kochendem Wasser ziehen, bis sie weich sind. Schrecken Sie die Nudeln mit kaltem Wasser ab, schneiden Sie sie gegebenenfalls etwas kürzer.
2. Legen Sie auch die Mu-Err-Pilze ein und lassen Sie sie in heißem Wasser ziehen, bis sie ebenfalls weich geworden sind.
3. Zerkleinern Sie die Chilischote, waschen und halbieren Sie die Tomaten, waschen Sie den Sellerie und schneiden ihn in kleine Scheiben.
4. Mischen Sie Ingwer, Zucker, Limettensaft und Fischsauce in einer Salatschüssel und geben Sie die anderen Zutaten hinein. Alles gut durchmischen und mit Korianderblättern garnieren.

TIPP

Wenn Sie den Glasnudelsalat nicht vegetarisch mögen, können Sie ihn sehr gut mit Geflügelfleisch oder Fisch kombinieren. Dieses jeweils kurz anbraten, abkühlen lassen und untermischen.

Zitronenreis

Purinwert: ca. 10 bis 15 mg

Zutaten

- 200 g Basmatireis
- Salz
- 2 EL Ghee (ersatzweise Butter oder Kokosöl)
- 2 EL ungesalzene Erdnüsse
- ½ Teelöffel Senfkörner
- 1 getrocknete Chilischote
- 1 EL Kokosraspel
- Saft von 1–2 Zitronen
- 1 TL Currypulver
- 1 Prise Kurkuma

Zubereitung

1. Reis ca. 15 bis 20 Minuten in Waser einweichen, abgießen, kalt abbrausen und abtropfen lassen.

2. In einem kleinen Topf ½ Liter Wasser zum Kochen bringen, eine Prise Salz zugeben. Darin den Reis bei schwacher Hitze nach Packungsanweisung köcheln lassen. Abgießen und warmstellen.

3. Ghee in einer Pfanne erhitzen, darin die Erdnüsse goldgelb rösten, beiseite stellen. Senfkörner, Chilischote und Kokosraspel ebenfalls in der Pfanne leicht anrösten.

4. Alles zusammen mit Zitronensaft, Currypulver und Kurkuma unter den heißen Reis mischen.

Gemüsereispfanne mit roten Linsen

Purinwert: ca. 30 bis 40 mg

Zutaten

- 1 grüne Paprikaschote
- 1 rote Paprikaschote
- 1 Fleischtomate
- 3 Frühlingszwiebeln
- 2 Möhren
- 3 EL Pflanzenöl
- 100 g Langkornreis
- 50 g rote Linsen
- 1 Teelöffel Kurkuma
- 2 EL Gemüsebrühe (instant)
- Thai-Basilikum oder andere Kräuter nach Wahl

Zubereitung

1. Paprikaschoten und Tomate waschen und putzen. Frühlingszwiebeln putzen, Möhren schälen. Alles in mundgerechte Streifen, Scheiben oder Stücke schneiden.

2. Das Öl in einer Pfanne oder einem Topf erhitzen, darin den Reis glasig dünsten. Mit ½ Liter Wasser aufgießen, Linsen, Kurkuma und Gemüsebrühe dazugeben. Kurz aufkochen und bei geschlossenem Deckel alles ungefähr 10 Minuten lang köcheln lassen.

3. Das Gemüse dazugeben und noch etwa 5 bis 7 Minuten garen lassen. Zum Schluss abgezupfte Blätter Thai-Basilikum darüberstreuen.

Eiernudeln mit Sojasprossen

Purinwert: ca. 30 bis 40 mg

Zutaten

- 200 g chinesische Eiernudeln
- 100 g frische Sojasprossen
- 1 Frühlingszwiebel
- 2 Knoblauchzehen
- 2 EL Pflanzenöl
- 2 EL Fischsauce
- 2 EL Austernsauce
- 1 EL Zucker
- Blätter vom Stangensellerie, Petersilie oder Koriander zum Garnieren

Zubereitung

1. Die Nudeln ungefähr 4 Minuten in siedendem Wasser kochen. Dann abgießen und mit kaltem Wasser abschrecken.
2. Sojasprossen waschen, Frühlingszwiebel putzen. Beides in etwa 2 Zentimeter kleine Stücke schneiden. Knoblauch abziehen und fein hacken.
3. Das Öl in einer Pfanne erhitzen, darin den Knoblauch kurz anbraten. Nudeln dazugeben und ungefähr 2 Minuten braten. Sojasprossen, Frühlingszwiebeln, Austernsauce und Zucker dazugeben, weitere 2 Minuten lang garen.
4. Mit den gewaschenen und gezupften Kräutern garnieren und servieren.

Indisches Gemüse-Curry

Purinwert: ca. 10 bis 15 mg

Zutaten

- Ca. 500 g gemischtes Gemüse (z.B. Karotte, Kürbis, Paprika, Aubergine, Brokkoliröschen)
- ¼ frisch geraspelte Kokosnuss
- ½ TL Kreuzkümmel
- 1 frische Chilischote (je nach Schärfebedürfnis Kerne entfernen)
- ½ TL zerstoßenen Knoblauch
- 80 ml Kokosmilch aus der Dose
- 1 TL Currypulver
- Salz

Zubereitung

1. Gemüse waschen, putzen, in Stücke schneiden und einzeln im Wasser bissfest kochen. Abgießen, Kochwasser zur Seite stellen.
2. Kokosnuss, Kreuzkümmel, Chilischote und Knoblauch in einen Mixer geben. 150 Milliliter Wasser angießen und alles zu einer Paste verrühren.
3. Das Gemüsewasser in einen Topf geben. Kokosmilch, Currypulver und Salz zusammen mit der Paste darin aufkochen. Das Gemüse hinzugeben und 5 Minuten auf kleiner Flamme köcheln lassen.

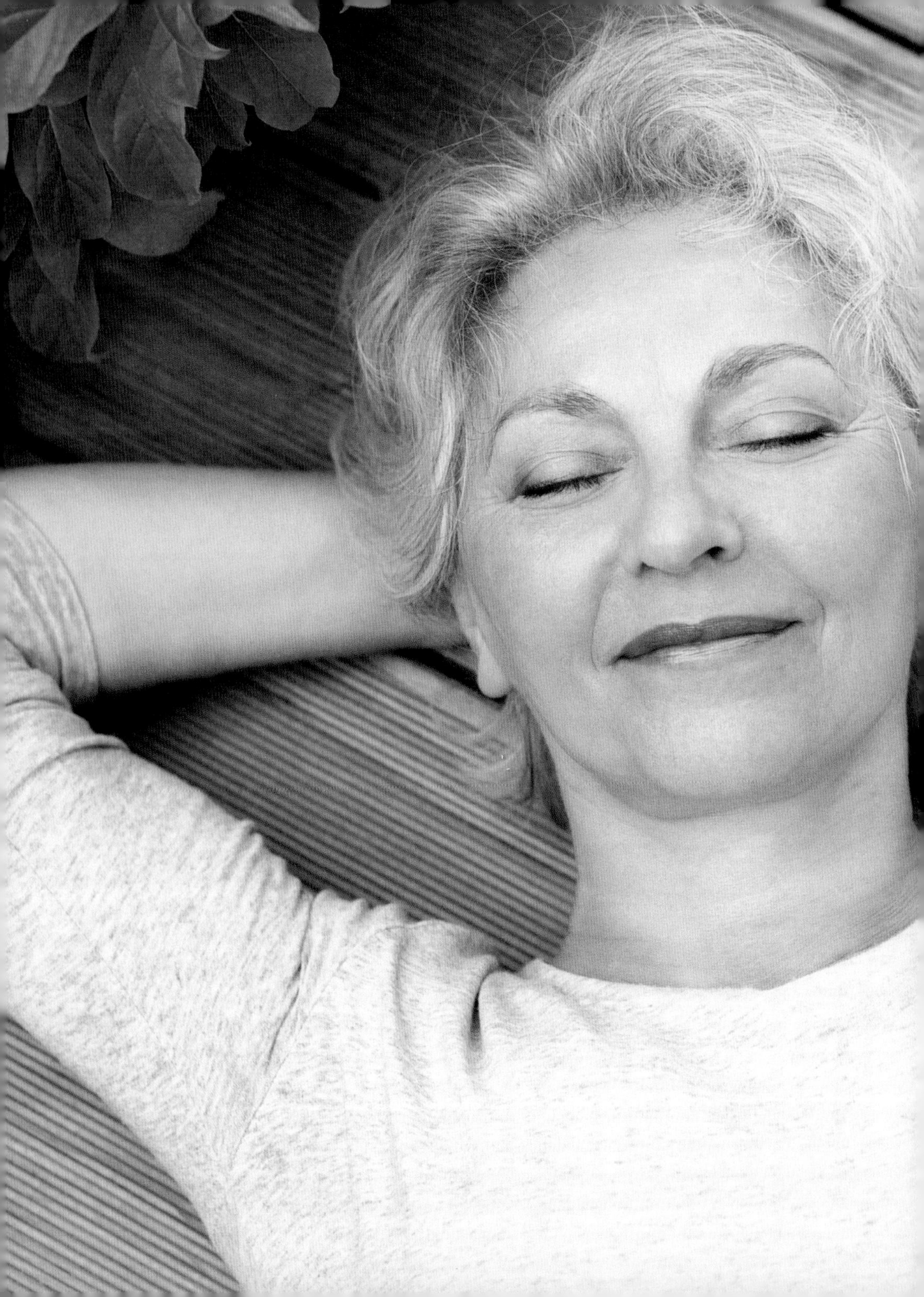

NIE WIEDER GICHT!

Bestimmt fühlt es sich für Sie großartig an, wenn sich aufgrund verschiedener Tipps und Ratschläge aus diesem Buch Ihre Beschwerden gebessert haben. Vielleicht sind Sie auch bereits fitter und schlanker geworden! Jetzt ist es wichtig, dieses Wohlbefinden zu erhalten. Im folgenden abschließenden Kapitel bekommen Sie einige Empfehlungen an die Hand, wie Sie sich dauerhaft auf Kurs halten können.

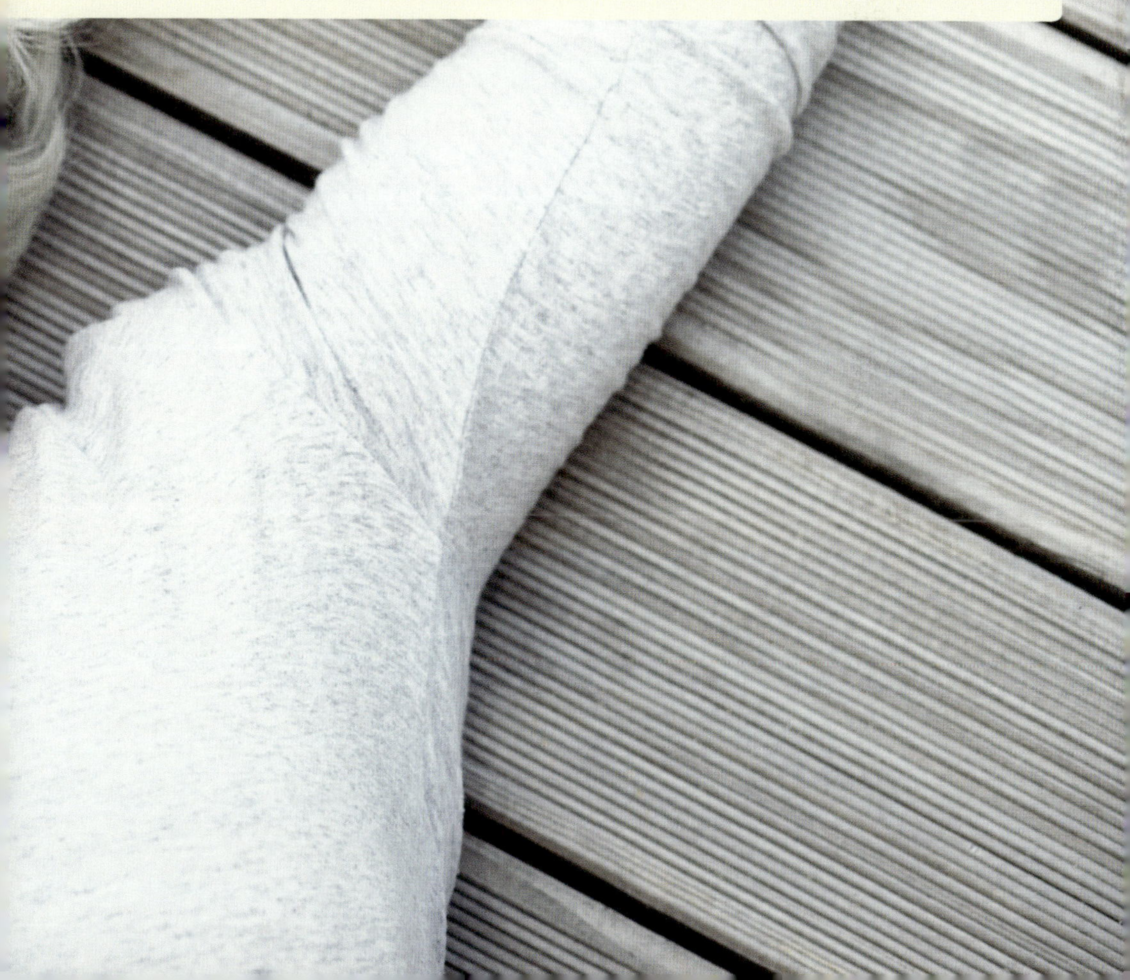

Die ersten Erfolge sind sichtbar

Sie haben die Ratschläge in diesem Buch, die für Sie passen, befolgt, haben in den letzten Wochen viel für sich getan. Vielleicht sehen Sie ja schon die ersten Ergebnisse. Sie haben ein paar Pfunde verloren und Ihre Jeans passt wieder. Oder Sie fühlen sich viel besser, fitter und leistungsfähiger – einfach wohler in Ihrer Haut. Möglicherweise waren Sie sogar schon beim Check bei Ihrem Hausarzt, und er konnte Ihnen die gute Nachricht übermitteln, dass sich die Harnsäurewerte sowie sogar noch andere Stoffwechselparameter verbessert oder ganz normalisiert haben. Herzlichen Glückwunsch!

Alles greift ineinander

„Der Mensch ist so gesund wie sein Stoffwechsel", sagte einmal der bekannte Münchner Diabetes-Spezialist und Stoffwechsel-Experte Prof. Hellmut Mehnert. In einem seiner zahlreichen Bücher erklärt er, dass jedes Krankheitsbild, jede Missempfindung in irgendeiner Weise mit einer Stoffwechselstörung zusammenhängt. Ein optimales Funktionieren unseres Körpers sei ganz entscheidend auf das gute Zusammenspiel aller biochemischen sowie physikalischen Aktivitäten im Organismus zurückzuführen.

Dieses Zusammenspiel vollzieht sich nicht nur an ein oder zwei, sondern an vielen verschiedenen Schaltstellen: im Darm, in der Leber, in den Nieren, in Drüsenorganen wie Schilddrüse oder Bauchspeicheldrüse und letztlich in allen Zellen des Körpers. Dort laufen die gesamten Prozesse – Nährstoffverwertung, Sauerstofftransport, Temperaturregelung, Zellregeneration, Energiebereitstellung, um nur einige zu nennen – nicht einzeln und isoliert ab, sondern sind eng miteinander verzahnt und bilden ein hochkomplexes Regelsystem. So wie beispielsweise ein Elektrizitäts-

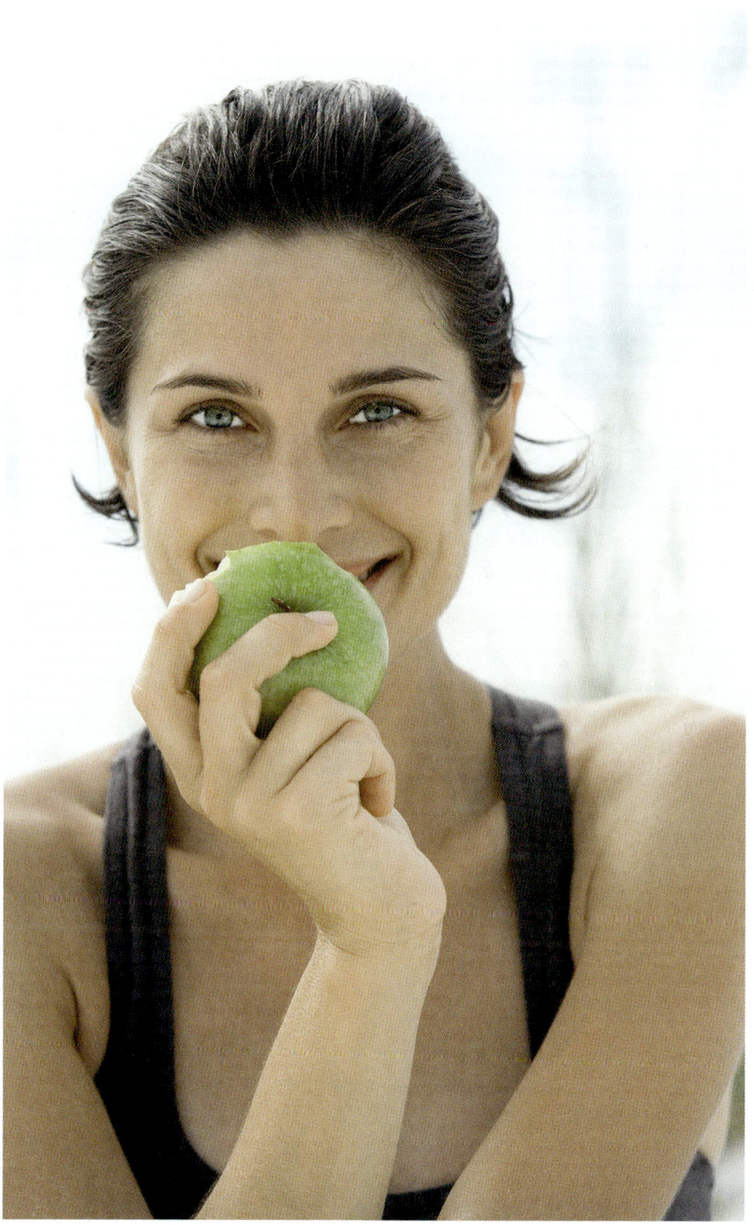

Seien Sie stolz auf die ersten Erfolge und setzen Sie das in diesem Buch Gelernte weiter im Alltag um.

werk nur genügend Strom liefern kann, wenn alles richtig funktioniert und die technischen Geräte in einwandfreiem Zustand sind, so arbeitet auch Ihr Stoffwechsel nur dann gut, wenn er an keiner Stelle blockiert ist und alle Regulationsprozesse optimal ineinander greifen.

Reinigung und Belebung des Stoffwechsels

!

Eine ganzheitliche Behandlung reinigt und belebt den Stoffwechsel, was eine Reaktivierung körperlicher und geistiger Kraft nach sich zieht.

Genau hier setzt eine ganzheitliche und natürliche Behandlung an. Sie führt zu einer tiefgreifenden Reinigung und Belebung des Stoffwechsels, was eine Reaktivierung körperlicher und geistiger Kraft nach sich zieht. Erstens fallen durch eine reduzierte und qualitativ bessere Ernährung alle belastenden Substanzen weg, die der Organismus sonst unter Aufwand von Energie verstoffwechseln und ausscheiden müsste. Zweitens erfolgt eine Art Umverteilung der Körperarbeit, allem voran durch die Verdauung: Wenn die Verdauungstätigkeit durch den Konsum hochwertiger, vitalstoffreicher Lebensmittel, durch Bewegung und durch eine allgemein gesunde Lebensführung besser funktioniert, sind auch alle anderen Systeme aktiver und können besser arbeiten – und das Hand in Hand.

Bleiben Sie dran und erhalten Sie den Erfolg

Sie kennen es sicher auch: An Ihrem Geburtstag haben Sie mit dem Rauchen aufgehört – diesmal ganz sicher für immer! Am Neujahrstag haben Sie euphorisch mit Ihrem Ernährungsprogramm begonnen, um endlich die überflüssigen Pfunde loszuwerden und die Blutwerte zu normalisieren. Sie haben sich zum Schnupperabo im Fitness-Studio angemeldet und nehmen sich fest vor, mindestens zweimal in der Woche hinzugehen, nicht wie früher zweimal im Jahr. Und es gibt noch viel mehr gute Vorsätze: Wir beschließen, gesünder zu leben, gelassener zu werden, unserem Alltag Struktur zu geben, die Balance wieder herzustellen, schlechte Gewohnheiten abzulegen. All diese heldenhaften, euphorischen Anfänge. Ein, zwei Wochen lang werden Unmengen an Gemüse für die „Iss-dich-schlank-und-gesund-Suppen" gekauft. Ein paar Tage lang werden jeden Morgen um halb sieben die Jogging-Schuhe geschnürt, um sich vor Arbeitsbeginn fit zu laufen. Chips und Cracker werden aus dem Küchenregal geräumt und die Bierdosen vom Kühlschrank in den Keller verbannt. Das Kochbuch für vegetarische Ernährung liegt frisch aus dem Buchladen noch in Folie verpackt auf dem Küchentisch. Ja, am Anfang ist alles ganz einfach, die ersten Tage, vielleicht sogar zwei, drei Wochen sind von großer Begeisterung gezeichnet. Mit viel Elan tun wir all das, was wir uns vorgenommen haben, und fühlen uns dabei wie fünfundzwanzig. Aber wie lange hält das an?

Wir mögen keine Veränderungen

Es liegt in der Natur des Menschen, sich mit Veränderungen schwer zu tun und allzu schnell wieder in alte Gewohnheiten zu verfallen. In unserem Innersten wissen wir eigentlich alle, was gut und richtig ist und was wir für den Erhalt unserer Gesundheit und unseres Wohlbefindens tun müssten. Aber mit der Konsequenz hapert es meistens. Sehr oft hat schon nach relativ kurzer Zeit das kleine rosafarbene Haustier in uns namens Schweinehund wieder die Oberhand. Schuld daran sind nach Erkenntnissen aus der Verhaltenspsychologie die unzähligen Versuchungen, denen wir ständig ausgesetzt sind: Draußen ist es kalt und regnerisch? Warum dann nicht noch eine Stunde länger im gemütlich warmem Bett kuscheln, statt im Jogging-Outfit durch Pfützen und Matsch zu hüpfen … Die Sachertorte in der Vitrine der Konditorei sieht so ungemein lecker aus. Abspeckkur hin oder her, ein kleines Stück wird schon nicht schaden … Der Doktor hat gewarnt, die Harnsäure- und Cholesterinwerte seien viel zu hoch?

Ach, der eine Schweinebraten und das eine Bier machen das Kraut doch nicht fett …

!

Schlechte Angewohnheiten sind oft gekoppelt an intensive Stimmungen und Gefühle und wurden meist über viele Jahre trainiert.

An solchen Versuchungen scheitern die meisten guten Vorsätze binnen weniger Wochen oder sogar Tage. Tapfere Fitness-Pläne, Diätvorhaben und Anti-Stress-Programme lösen sich in Wohlgefallen auf, Träume von Waschbrettbauch, buddhistischer Gelassenheit oder Rundum-Gesundheit zerplatzen wie Seifenblasen. Das hat nichts mit Charakterschwäche zu tun, sondern liegt vielmehr daran, dass unliebsame Gewohnheiten sich so hartnäckig in unserem Organismus festsetzen wie Kalk in einem alten Wasserrohr. Sie sind nämlich gekoppelt an intensive Stimmungen und Gefühle, wurden meist über viele Jahre trainiert und fungieren häufig als „Ersatzbefriedigung“. So essen Menschen mit einer Sucht nach Süßem die Schokolade sicher nicht, weil sie Hunger haben, sondern weil die darin enthaltenen Endorphine ihnen für kurze Zeit Glücksgefühle bescheren und zum Beispiel den alltäglichen Stress dämpfen, der ihnen zusetzt.

Schritt für Schritt

Gesundheitspsychologen haben herausgefunden, wie wir dem Rückfall in unliebsame Verhaltensmuster widerstehen und uns langfristig auf dem neuen Kurs halten können. Wichtig ist zunächst, sich nicht zu viel auf einmal zuzumuten, sondern eher die „Strategie der kleinen Schritte“ zu verfolgen. Fragen Sie sich, was Sie alles ändern möchten, setzen Sie sich kleine Ziele und schreiben Sie diese, nach Prioritäten geordnet, auf.

Ihr oberstes Ziel ist beispielsweise, zunächst einmal Ihre Ernährung umzustellen? Dann legen Sie Ihr Augenmerk darauf und fangen Sie mit ganz einfachen Maßnahmen an: indem Sie beim Einkauf und bei der Zubereitung öfter auf gesunde Lebensmittel achten und die fette Bratwurst durch eine magere Hähnchenbrust ersetzen. Oder Sie schlendern einfach mal über den Wochenmarkt und lassen das bunte, farbenfrohe Obst und Gemüse auf sich wirken. Was könnte Ihnen schmecken? Worauf hätten Sie Appetit? Versuchen Sie, das abendliche Bierchen durch eine alkoholfreies zu ersetzen, oder probieren Sie, ob Ihnen auch ein Tee schmecken könnte.

Das Gleiche gilt, wenn Sie wieder sportlich aktiver und körperlich fitter werden möchten: Wenn Sie lange nicht trainiert haben, ist es natürlich nicht sinnvoll, gleich einen Marathon laufen zu wollen. Auch ein Jogging-Programm von 15 oder 20 Minuten kann anfangs schon zu viel sein, Sie völlig aus der Puste bringen und Ihnen die Lust am Sport wieder nehmen. Zu Beginn ist es oft völlig ausreichend, 5 oder 10 Minuten lang zu walken. Steigern Sie dann ganz allmählich von Woche zu Woche die Dauer und ggf. auch das Tempo, achten Sie jedoch immer darauf, nicht in Stress zu geraten. Beenden Sie jede Sporteinheit mit einem Erfolgserlebnis und Freude, das motiviert fürs nächste Mal.

Auch wenn Sie allgemein zu einer harmonischeren Lebensweise mit mehr Balance zwischen Job und Freizeit, Aktivität und Ruhe finden wollen, dann krempeln Sie nicht gleich alles um (und stürzen damit vielleicht in ein noch viel größeres Chaos), sondern folgen dem behutsamen Prinzip eins nach dem anderen.

Strategien der Verhaltensänderung

Motivation

Am Anfang steht die Motivation: Je stärker diese ausgeprägt ist, desto größer die Chancen, durchzuhalten und sein Ziel zu erreichen. Motivieren Sie sich selbst, indem Sie sich ausmalen, wie viel gesünder Sie sein und wie wohl Sie sich fühlen werden. Das gibt Ihnen die Kraft, an Ihrem Vorhaben festzuhalten.
Tipp für Gichtpatienten: Stellen Sie sich vor, wie Ihnen der Arzt beim nächsten Check auf die Schulter klopft und Ihnen mitteilt, Ihre Blutwerte seien völlig normal, und wie er Ihnen attestiert, dass Sie auf bestem Wege zu voller Gesundheit seien. Diese Vor-

stellung motiviert Sie mit Sicherheit, Schritt für Schritt Ihrem Ziel entgegenzugehen.

Kleine Schritte

Machen Sie kleine Schritte. Sie sind einfacher als ein großer, der Sie überfordert und Ihnen die Energie raubt, führen am Ende aber ebenfalls zum Ziel.

Tipp für Gichtpatienten: Sie wissen, es gibt viel zu tun, um Ihren Körper wieder auf gesunden Kurs zu lenken. Stellen Sie sich vor, wie Sie in Etappen dort hingelangen: Leiten Sie eine sukzessive Umstellung Ihrer Ernährung ein, indem Sie sich an der Liste für empfohlene Lebensmittel orientieren. Danach, auf der zweiten Etappe, widmen Sie sich der körperlichen Bewegung, indem Sie sich eine Sportart suchen, die Ihnen Spaß macht und die Sie regelmäßig durchführen möchten. Auf den nächsten Etappen können Sie sich gezielt weitere Möglichkeiten und Maßnahmen suchen, die Ihnen auf Ihrem Weg helfen.

Selbstregulierung

Was tun, wenn etwas Ihre Pläne durchkreuzt oder die Versuchung zu sehr lockt? Entwickeln Sie Gegenstrategien.

Tipp für Gichtpatienten: Statt mit den Kollegen zum Bratwurstimbissstand zu gehen, nehmen Sie Ihr Mittagessen doch einmal in der Salatbar ein. Wenn Sie einer akuten Stressphase ausgesetzt sind, sorgen Sie mehrmals am Tag für Momente der Entspannung – und wenn es jeweils nur ein paar Minuten sind.

Belohnung

Von klein auf sind wir darauf programmiert: Gute Taten werden belohnt, schlechte bestraft. Dieses Prinzip motiviert uns, Leistung zu bringen und im Leben erfolgreich zu sein. Nutzen Sie den Belohnungs-Kick auch für Ihre Neuorientierung.

Tipp für Gichtpatienten: Einen Monat eine fleischfreie Ernährung, Alkoholkarenz oder das Work-out-Programm durchgehalten? Kaufen Sie sich etwas Schönes, oder gönnen Sie sich einen Nachmittag im Wellness-Center.

Am Ball bleiben

Jeder durchläuft sie, diese Phasen der Frustration und Selbstzweifel. Gedanken wie „Das schaffe ich sowieso nie" lassen Sie kommen – und wieder gehen. Lassen Sie sich davon nicht unterkriegen. Bleiben Sie auf Ihrem Weg. Sie schaffen es!

Bleiben Sie am Ball. Gewohnheiten ändern sich nur langsam – aber Sie können es schaffen!

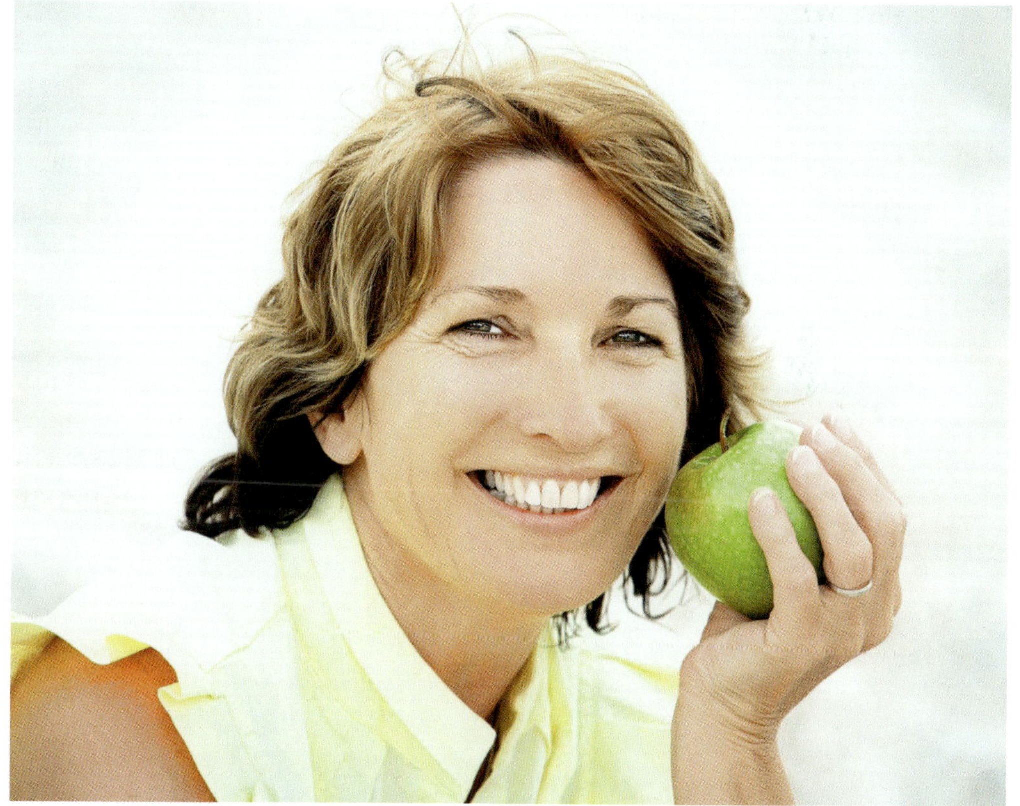

ANHANG

Hilfreiche Adressen

Portale rund um das Thema Gicht:
www.gicht.gesund.org
www.gichtbehandlung.com
www.purintabelle.de

Deutsche Gicht-Liga e. V.
Berger Straße 434
60385 Frankfurt
Tel: 0811 5552870
Email: info@gichtliga.de
www.gichtliga.de

Dachverbände und Gesellschaften für Homöopathie und Naturheilverfahren:

Deutsche Gesellschaft für Klassische Homöopathie
DGKH e. V.
Geschäftsstelle
Saubsdorfer Str. 9
86807 Buchloe
Tel: 08241 911680
E-Mail: info@dgkh-homoeopathie.de
www.dgkh-homoeopathie.de

Deutsche Gesellschaft für Naturheilkunde e. V.
Prof. Dr. med. Gustav Dobos
Kliniken Essen-Mitte
Knappschafts-Krankenhaus
Am Deimelsberg 34a
45276 Essen
Tel.: 0201 17425003
E-Mail: info@gesellschaftnaturheilkunde.de
www.gesellschaftnaturheilkunde.de

Deutsche Gesellschaft für Ayurveda e. V.
c/o Hufelandgesellschaft
Chausseestr. 29
10115 Berlin
Tel.: 06541 5817
E-Mail: info@ayurveda-gesellschaft.de
www.ayurveda.de

Deutsche Gesellschaft für Traditionelle Chinesische Medizin
Karlsruherstraße 12
69126 Heidelberg
Tel.: 06221 374546
E-Mail: info@dgtcm.de
www.dgtcm.de

Register

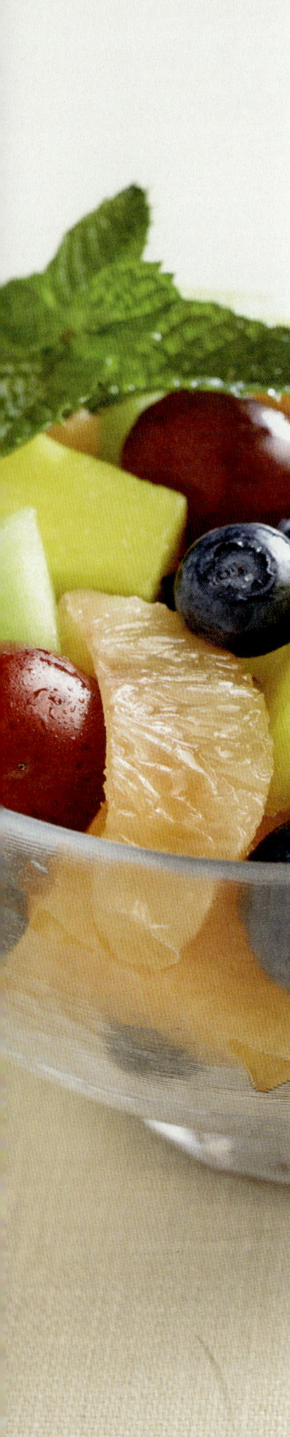

Bibliografische Information der Deutschen Nationalbibliothek
Die Deutsche Nationalbibliothek verzeichnet diese Publikation in der deutschen Nationalbibliografie; detaillierte bibliografische Daten sind im Internet über http://dnb.ddb.de/ abrufbar.

ISBN 978-3-89993-858-6 (Print)
ISBN 978-3-8426-8605-2 (PDF)
ISBN 978-3-8426-8620-5 (ePub)

Fotos:
Titelfoto: Foodcollection – gettyimages.com
123rf.com: anjelagr: 1; Liv Friis-larsen: 4; udra: 6/7; Lukáš Gojda: 18/19; ifong: 21; g215: 23; szefei: 25; Jacek Nowak: 27; Olga Kriger: 122; Hanna Monika Cybulko: 139
Corbis/Laurence Mouton/PhotoAlto: 133
Fotolia.com: Corinna Gissemann: 2/3; B. and E. Dudzinscy: 49; jackfrog: 50/51; Robert Kneschke: 63; HETIZIA_ChLesjak: 76/77; Eva Gruendemann: 113; sarsmis: 116/117; Hannes Eichinger: 121, 126; jd-photodesign: 130/131
iStockphoto.com: Elenathewise: 111; Diane Labombarbe: 115; pederk: 127; AbbieImages: 144

Hans-Böckler-Allee 7, 30173 Hannover
www.schluetersche.de

Lektorat: Annette Gillich-Beltz, Essen
Layout: Groothuis, Lohfert, Consorten, Hamburg
Covergestaltung: Kerker + Baum Büro für Gestaltung, Hannover
Satz: Die Feder, Konzeption vor dem Druck GmbH, Wetzlar
Druck und Bindung: Grafisches Centrum Cuno GmbH & Co. KG, Calbe